Monographien aus dem Gesamtgebiete der Psychiatrie

23

Psychiatry Series

Herausgegeben von
H. Hippius, München · W. Janzarik, Heidelberg
C. Müller, Prilly-Lausanne

Hermann Jakob

Die Picksche Krankheit

Eine neuropathologisch-anatomisch-klinische Studie

Mit 40 Abbildungen in 68 Einzelabbildungen

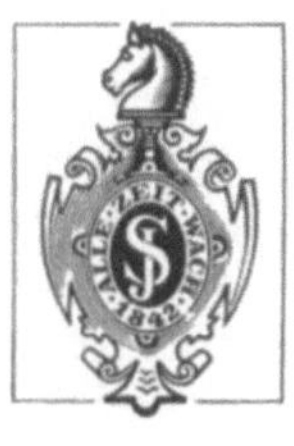

Springer-Verlag
Berlin Heidelberg New York 1979

Dr. HERMANN JAKOB, Reg. Med. Direktor
Neuropathologische Abteilung
Psychiatrisches Landeskrankenhaus, D-6908 Wiesloch

ISBN 978-3-642-86340-0   ISBN 978-3-642-86339-4 (eBook)
DOI 10.1007/978-3-642-86339-4

CIP-Kurztitelaufnahme der Deutschen Bibliothek. Jakob, Hermann: Die Picksche Krankheit:
e. neuropatholog.-anatom.-klin. Studie / Hermann Jakob. – Berlin, Heidelberg, New York:
Springer, 1979. (Monographien aus dem Gesamtgebiete der Psychiatrie; 23)

2125-3130/543210

Vorwort

Unzählige Arbeiten über Detailfragen, über feinstrukturelle Veränderungen
im Nervensystem, über Cytologie und Cytopathologie, biochemische und
elektrophysiologische Prozesse haben in den letzten Jahrzehnten zu einem
vertieften Verständnis und Einblick in die Genese morphologischer Veränderungen und chemischer Stoffwechselprozesse bei vielen genetisch
bedingten und sog. degenerativen Erkrankungen geführt. Die bedeutend-
sten Fortschritte konnten bei Erkrankungen erzielt werden, die sich im
Tierexperiment imitieren ließen. Bei denjenigen degenerativen Erkrankungen jedoch, die sich dem Experiment nicht erschließen, sind die großen
Zusammenhänge im Zentralnervensystem im Hinblick auf ihre klinisch-
anatomischen bzw. neuropathologischen Korrelationen weitgehend in Ver-
gessenheit geraten. Daher wird man unter Berücksichtigung klinischer
Fragestellungen nach wie vor darauf abzielen müssen, Ablauf und Schwerpunkte des in Frage stehenden Prozesses möglichst genau festzulegen, um
Anhaltspunkte für eine wünschenswerte klinisch-neuropathologische Korrelation gewinnen zu können. Auch heute sind Untersuchungen über solche
topischen Fragen, die möglichst eine Vorstellung über den Verlauf einer
Atrophie vermitteln sollen, keineswegs abgeschlossen.

Im hiesigen Neuropathologischen Labor kamen seit 1954 etwa
50 Picksche Atrophien zur Sektion. Bei der schon frühzeitig vorgenomme-
nen systematischen Untersuchung der Fälle und Durchsicht der Literatur
wurde uns die Vielzahl der noch ungelösten Fragen bewußt, die bei der
besonderen Eigenart des Erkrankungsprozesses sicherlich sehr interessante,
weiter ausgreifende Aspekte aufwerfen könnten. Hinzu kam der Hand-
buchartikel von Lüers und Spatz (1957) über die Picksche Krankheit, der
mit klarer Ausarbeitung noch offener Fragestellungen sehr zu weiteren
Untersuchungen anregte. Spatz hat mehrmals auf die große Bedeutung
gerade der Pickschen Krankheit für seine Zuordnungslehre und die damit
verbundene anatomisch-klinische Korrelation hingewiesen. „Wir sind auch
heute noch weit davon entfernt, die Gesetzmäßigkeiten zu durchschauen,
und es lohnt sich sehr, weiter zu forschen" (Lüers u. Spatz, 1957).

Beobachtungen an einer früheren Untersuchungsserie haben uns zur
gründlicheren Bearbeitung spezieller, bislang noch ungeklärter Fragen in
größerem Rahmen veranlaßt. Der dorsale vordere Gyrus cinguli war in
allen Fällen in etwas unterschiedlicher Ausdehnung atrophisch. Die Atrophie, die in dem primitiver aufgebauten allocorticalen Rindenabschnitt

über dem Balken immer am stärksten war, schien sich nach cytoarchitektonischen Merkmalen zu richten. Diese allocorticale Akzentuierung der Atrophie war mit den Vorstellungen eines bevorzugten Befalls des Neocortex nicht in Einklang zu bringen. Eine weitere Beobachtung ergab sich bei der Verfolgung der Rindenatrophie mit verschiedenen Färbeverfahren. Im Umfeld der Atrophiezone bieten Markscheiden und Nervenzellfortsätze im obersten Abschnitt der Molekularschicht bereits Kriterien der beginnenden Degeneration, ohne daß die Rindenschichten hier irgendeine laminäre Atrophie erkennen lassen. Wegen der komplizierten Topik der allerersten Veränderungen, beobachtet zunächst an geeigneten unkomplizierten Einzelfällen, waren systematische Untersuchungen an einem breiteren Material erforderlich. Dabei war zur exakten topischen Bestimmung der regelmäßig auftretenden Atrophiemuster ein intensiveres Studium des sog. limbischen Systems mit seinen komplizierten Teilsystemen nicht zu umgehen. Wegen der komplexen Zusammenhänge, vor allem auch mit neuroanatomisch-physiologischen Fragen, war es mir nur im Rahmen einer umfassenden Darstellung möglich, die im wesentlichen aus eigenem Material gewonnenen Erkenntnisse einigermaßen erschöpfend darzulegen. Anatomisch nicht versierte Leser bitte ich um Nachsicht, wenn ich in diesem Kapitel die sehr spezielle neuroanatomische Nomenklatur und Ortsbezeichnungen bringen muß; ich habe versucht, den nicht ganz einfachen Stoff so anschaulich wie möglich zu gestalten.

Sehr hat mir der enge Kontakt mit Herrn Dr. H. Stephan, Neurobiologische Abteilung des Max-Planck-Instituts Frankfurt, geholfen, dem ich für die Durchsicht des Kapitels über das limbische System und für seine vielen Erläuterungen zu diesem Thema ganz herzlich danke. Besonders danke ich auch Herrn Professor Dr. Dr. h.c. Rolf Hassler, Direktor der Neurobiologischen Abteilung des Max-Planck-Instituts Frankfurt, für das große Interesse, das er trotz seiner starken Inanspruchnahme der Arbeit entgegenbrachte, und für seine wissenschaftliche Beratung. Ebenso gilt mein herzlicher Dank Herrn Professor Dr. H. Jacob, Marburg, für seine wertvollen Anregungen und kritischen Hinweise. Ferner danke ich herzlich meinen Mitarbeiterinnen im Neuropathologischen Labor, vor allem Frau Ilse Goertzen für die Herstellung der Schnitte und die sehr große Zahl photographischer Arbeiten, Frau Ewa Noren-Jost für einige Diagramme und Zeichnungen. Nicht zuletzt habe ich Frau Ch. Gottwald und Frau A. Klingmann sehr für die umfangreichen Schreibarbeiten zu danken. Schließlich danke ich dem Springer-Verlag für das freundliche Entgegenkommen in der Zahl der Abbildungen und die Bemühungen um deren hervorragende Wiedergabe.

A.I. gewidmet, zum Dank für ihre Mitarbeit.

Wiesloch, Sommer 1979   HERMANN JAKOB

Inhaltsverzeichnis

VIII

1 Zuordnung emotionaler Störungen zu systematischen Atrophien allocorticaler olfactorisch–limbischer Regionen. Neue Aspekte zur Topik des atrophisierenden Prozesses

1.1 Einleitung

In der Frage der Ätiologie degenerativer Erkrankungen sind in den letzten Jahren bedeutende Fortschritte erzielt worden. Bei einigen von ihnen – multifocale Leukoencephalopathie, subakute sklerosierende Panencephalitis, Jakob-Creutzfeldtsche Krankheit, Kuru – ist ein Slow-Virus als ätiologisches Agens gesichert, bei anderen wahrscheinlich. In der Untergruppe der endogen-degenerativen atrophisierenden Prozesse, der *Pickschen Krankheit,* ist die Situation jedoch im wesentlichen unverändert. Weder in der Erforschung der Ätiologie noch der Analyse des Prozeßverlaufs ist man wesentlich weiter gekommen. Wenn aufgrund der von mehreren Fällen her bekannten familiären Häufung des Leidens auch ein genetischer Faktor anzunehmen ist, so ist doch der genaue Modus der Vererbung noch nicht durchschaubar (Sjögren et al., 1952). Hinzu kommt, daß es sich bei nahezu allen Fällen um sporadisch auftretende Erkrankungen handelt, was die ätiologische Fragestellung nicht erleichtert. Vieles spricht für einen dominanten Erbgang, ein autosomal dominantes Gen (Sjögren et al., 1952; Redlich u. Freedman, 1966), bei sporadischen Fällen wurde an Manifestationsschwankungen gedacht (Lüers u. Spatz, 1957). Die weitere Aufklärung des atrophisierenden Prozesses bleibt die Aufgabe möglichst gründlicher neuropathologischer Untersuchungen. Seitelberger (1969a) betont die Forderung nach vertieften morphologischen Einsichten auch bezüglich der Ätiologie, wobei genetisch bedingte biochemische Störungen und typische morphologische Syndrome als deren Folge (atrophisierende Dystrophie) diskutiert wurden. Jellinger (1975) forderte nachdrücklich breit angelegte Untersuchungen zur Analyse „schlüssiger Korrelationen" von spezifischen organischen Psychosyndromen mit Grad und Ausbreitung neuropathologischer Befunde.

Umfangreichere systematische Arbeiten über die Lokalisation und Ausbreitung der Atrophie bei der Pickschen Krankheit sind erst jüngeren Datums. Anhand eines großen Materials aus dem Spatzschen Institut gliederte v. Bagh (1946) Atrophieschwerpunkte auf, wobei isolierte oder vorwiegende Stirn- und Schläfenlappenfälle einerseits und Kombinationsfälle der Temporal-, Frontal-, Insel- und Parietalregion andererseits gesondert abgehandelt wurden. Nach Grünthal (1930) haben vor allem Spatz (1952) sowie Lüers und Spatz (1957) in ihrem Handbuchbeitrag sog. „Schrumpfungszentren" – das orbitale, operculare, temporopolare, insuläre und zusätzlich fakultativ den Lobulus parietalis inferior, die 1. Frontalwindung und das Ammonshorn – herausgearbeitet. Dabei wies Spatz bereits darauf hin, daß die ersten vier Atrophiezentren nicht sehr weit auseinander liegen, sondern sich alle um den Eingang in die Fossa Sylvii gruppieren. Als eine Anregung für weitere Forschungen sah Spatz die Hypothese an, daß diese Regionen als primäre Zentren und Ausgangspunkte für den lobär unterschiedlich verteilten atrophisierenden Prozeß anzusehen seien. Sein besonderes Verdienst war die klare und eindeutige Abgrenzung der Pickschen Krankheit gegenüber allen Versuchen, sie mit anderen, präsenilen Erkrankungen, so vor allem der Alzheimerschen Krankheit, unter einem gemeinsamen „Syndrom" zu vereinigen, sowie ihre Einordnung in die Gruppe der „progressiven cerebrospinalen Systematrophien" unter Herausstellung des Begriffes der „Systembezogenheit" des atrophisierenden Prozesses. Dieser steht „in viel engerer Beziehung zur Altersinvolution als die senilen Plaques und die Alzheimerschen Fibrillenveränderungen". Durch seine Vorstellungen über Art und Ausbreitung der Atrophie wurden grundlegende Maßstäbe für weitere Untersuchungen gesetzt. Wesentlich ist, daß dadurch zwar die Hauptatrophiezentren definiert sind, eine detailliertere Analyse feiner Atrophiemuster war indessen nur durch ausgedehnte cytoarchitektonische Vergleichsuntersuchungen an kongruenten Hemisphärenschnitten beider Seiten möglich.

In einer früheren Studie wurden an 13 Fällen systematische Untersuchungen über Ausdehnung und Schwerpunkte der Atrophie vorgenommen, vor allem bezüglich der Qualität und Ausbreitung der Atrophie innerhalb der Schläfenlappen. Dabei zeigte es sich, daß die Atrophiebetonung im Schläfenlappen bei den meisten Fällen mit einer deutlichen Zunahme der Atrophie nach basal zu einherging. Dem *frontalen Basaltypus* von Spatz wurde der *temporale Basaltypus* mit den basalen Schläfenlappenwindungen als unterer Grenze der Atrophie, der ventralen Insel als oberer Grenze gegenübergestellt. Die im Nissl-Präparat exakt definierten laminären Rindenatrophien mit Schwerpunkt in den Schichten II, III a und b gingen weit über die sich makroskopisch abzeichnenden Atrophiezentren hinaus. Sie reichten in nahezu der Hälfte der Fälle in Fortsetzung temporobasaler Windungen bis in basale Abschnitte der Occipitalregion. Diese ist damit nicht mehr als absolut resistent anzusehen. Im Hinblick auf die nahezu gleich starke basale Atrophieausbreitung lag es nunmehr näher, an eine mehr lobäre Atrophie mit Schwerpunktmuster in definierten regionalen Grenzen zu denken. Jedenfalls sollte mit dem Begriff des „Schrumpfungszentrums", der zunächst die Hauptatrophiegebiete grob umreißt, nicht unbedingt eine Verlaufsrichtung des atrophisierenden Prozesses verbunden werden (H. Jakob, 1960).

Je genauer wir den atrophisierenden Prozeß in der Rinde an Nissl-Präparaten von Hemisphärenschnitten verfolgen, desto mehr haben wir innerhalb der Hauptatrophiegebiete, wie auch bei anderen Systemerkrankungen, mit einer erheblichen Streubreite der Atrophie zu rechnen. Das „Atrophiezentrum" verteilt sich auf eine größere Region. Spatz selbst warnte unter Berufung auf Spielmeyer (1934) bereits davor, die Systemerkrankung zu eng zu fassen, und führte deshalb den Begriff der „Systembezogenheit" ein. Er verwies auf Nebenlokalisationen und betonte ausdrücklich, daß es auch bei Systemerkrankungen eine Systemelektivität im eigentlichen Sinne nicht gebe. Diese Frage stellt sich nicht zuletzt auch bei der Pickschen Krankheit.

Vor kurzem wurden solche „Systemüberschreitungen" an zwei klinisch und neuropathologisch sehr ähnlichen Fällen näher präzisiert (H. Jakob, 1969). Die anamnestisch hier ebenfalls gesicherten tiefgreifenden Charakter- und Persönlichkeitsveränderungen konnten zumindest im großen und ganzen erstmalig auch auf den temporalen Abschnitt des basalen Neocortex bezogen werden, was wegen des phylo- und ontogenetischen Zusammenhangs mit dem frontalen Abschnitt zu vermuten war (Lüers u. Spatz, 1957; Spatz, 1962). Berücksichtigt man jedoch die gesamte Ansdehnung des Schädigungsmusters mit feineren cytoarchitektonischen Störungen innerhalb der Hemisphäre, so zeichnet sich in diesen beiden Fällen doch ein nicht geringer Anteil größtenteils entwicklungsgeschichtlich alter, allocorticaler Rindenregionen ab, die ebenfalls hochgradig atrophisch sind. Die mögliche Auswirkung von Störungen derart komplexer Systeme auf das klinische Bild mußte damals zunächst offengelassen werden.

Es ist deshalb zu fragen, ob es in den phylo- und ontogenetisch frühen Strukturen irgendein System des atrophisierenden Prozesses gibt. Zur Klärung dieser lokalisatorischen Fragen konnten wir, an unsere frühere Fallserie anknüpfend, 27 Fälle Pickscher Krankheit untersuchen[1].

1.2 Klinische Daten und Fragestellungen

Die meisten Fälle liegen mit ihrem *Erkrankungsbeginn,* dem Manifestationstermin, in der für die Picksche Krankheit durchschnittlichen Altersperiode des Präseniums, etwa zwischen 50 und 60 Jahren, ersichtlich auch aus dem Alter beim Tod (Tabelle 1). Mit Sicherheit sind 4 Fälle zu den sog. Frühfällen (Verlauf etwa zwischen dem 30. und 50. Lebensjahr), 4 Fälle zu den Spätfällen (Verlauf etwa vom 70. Lebensjahr an) zu rechnen. Es bestätigt sich auch hierin die Tendenz zur Streuung, die Erkrankung ist *nicht unbedingt an das Präsenium* gebunden.

Zur Frage von *Dauer, Art und Tempo des Verlaufs* waren wir auf sehr exakte anamnestische Erhebungen angewiesen und deshalb in mehreren Fällen nicht in der Lage, Verlaufstempo oder -dauer zu ermitteln. Für die Analyse der Verlaufssymptomatik hat sich ein Anamnese-Fragebogen schon bei unseren früheren Fällen sehr bewährt. Dieser wurde vor allem aufgrund differentialdiagnostischer Kriterien gegenüber der Alzheimerschen Krankheit (Mallison, 1947; Klages, 1954) entworfen und auf spezielle Fragestellungen hin näher präzisiert. Enthalten sind darin außer Fragen bezüglich einer evtl. familiären Belastung Erhebungen über den Zeitpunkt des Krankheitsbeginns, Persönlichkeits- und Charakterveränderungen mit Anzeichen von Enthemmung, von Störungen der Orientierung und des Zeitverlaufs,

---

1 Bis zur Drucklegung des Manuskriptes sind noch mehrere Fälle zur Untersuchung gekommen, die jedoch keine wesentlich neuen Aspekte beitragen. Die Gesamtzahl beläuft sich somit auf etwa 50 Picksche Atrophien.

Tabelle 1. Übersicht 27 anatomisch untersuchter Fälle Pickscher Krankheit

Fall	Name, S.-Nr., Geschlecht	Alter beim Tod (Jahre)	Verlaufsdauer (Jahre)	Typisch	Überlagerung	Langsam –, schnell +	Zellschwellung	Argentophile Kugeln	Frontotemp. Basalfall	Seitenbetonung
1	Ru., 81/60 ♂	72	?	–	A	?	(+)	–	+	li.
2	Ke., 84/60 ♂	68	4	–	Schr	–	+	+	+	li.
3	Schw., 119/60 ♂	38	2 1/2	+	–	+	+	+	–	li.
4	Br., 73/62 ♀	63	2	–	P	?	+	+	+	re.
5	Fi., 26/63 ♀	66	ca. 6	+	G	–	+	–	+	li.
6	Su., 86/63 ♀	48	1 1/2	+	Schr	+	+	–	+	re.
7	Pa., 109/63 ♂	43	4	+	–	+	–	–	+	re.
8	Schn. 96/64 ♀	62	?	–	–	?	–	–	–	re.
9	Ha., 107/64 ♀	65	10	+	–	–	+	+	+	li.
10	Si., 13/65 ♀	51	5	+	–	–	–	–	+ temp.	li.
11	St., 101/65 ♂	68	4	–	A	–	+	+	+	re.
12	Kö., 132/66 ♂	39	3 1/2	+	–	+	–	–	+	li.
13	Ko., 24/69 ♀	60	3	+	∅	+	+	+	+	li.
14	Bo., 55/69 ♀	72	?	–	A	+	–	+	+	re.
15	Kö., 176/69 ♀	68	3	–	APF	+	+	–	+	re.
16	Ri., 206/69 ♀	69	?	–	P	+	+	+	+	li.
17	Hu., 207/69 ♀	68	ca. 2	–	PA	+	–	+	+	li.
18	Hu., 208/69 ♀	63	?	–	Schr	+	(+)	–	+	li.
19	Kö., 48/70 ♀	75	?	–	PF	?	–	–	+	li.
20	Wi., 172/70 ♀	73	?	–	PF	?	+	+	+	li.

Gyrus cinguli vorne	Gyrus cinguli hinten	Ventrale paralimb. Zone	Ammonshorn	Uncus	Nucl. amygdalae	Fornix	Occipital	Schichtenfolge III a/II	Status spongiosus in II	Degenerierte Tangential-faserschicht (norm.)	Degenerierte Dendriten + Axone in Lamina I (norm.)
li. (++) re. ?	n.u.	n.u.	+	+	+	+	ϕ	+	+	?	?
li. + re. ?	li. + re. +	++	+	n.u.	n.u.	+	+	+	+	+	+
li. ++ re. +	n.u.	++	ϕ	n.u.	n.u.	n.u.	ϕ	+	?	?	?
li. ++ re. (++)	n.u.	?	ϕ	+	+	(+)	ϕ	+	+	+	+
li. ++ re. +	n.u.	++	+	+	+	+	ϕ	+	−	?	?
li. ++ re. +	n.u.	n.u.	ϕ	+	n.u.	+	ϕ	+	+	?	?
re. (++) li. (++)	n.u.	n.u.	n.u.	n.u.	+	(+)	ϕ	+	+	+	+
li. ++ re. ϕ	n.u.	n.u.	ϕ	n.u.	n.u.	ϕ	n.u.	+	+	+	n.u.
li. + re. ++	n.u.	++	ϕ	+	+	(+)	ϕ	+	+	+	n.u.
li. (++) re. ++	li. + re. ++	+	ϕ	+	+	+	+	+	+	+	+
li. (++) re. (++)	n.u.	n.u.	+	+	n.u.	n.u.	+	+	+	+	+
li. ++ re. ++	li. (++) re. (++)	++	ϕ	+	+	+	ϕ	+	+	+	+
li. ++ re. ++	li. + re. n.u.	++	ϕ	+	+	ϕ	ϕ	+	+	+	+
li. ϕ re. (+)	li. n.u. re. +	++	ϕ	+	+	(+)	+	+	+	(+)	(+)
li. + re. +	li. + re. n.u.	++	ϕ	+	+	+	ϕ	?	−	?	?
re. + li. +	li. ϕ	++	ϕ	+	+	(+)	ϕ	+	+	+	+
re. ϕ li. (+)	li. ϕ re. n.u.	++	ϕ	n.u.	n.u.	ϕ	+	+	+	+	+
re. + li. n.u.	li. ϕ re. ϕ	++	n.u.	+	+	(+)	n.u.	+	+	+	+
re. n.u. li. n.u.	li. ϕ re. n.u.	n.u.	ϕ	+	+	(+)	n.u.	+	+	?	?
li. + re. +	li. n.u. re. n.u.	++	+	+	+	+	+	+	−	?	?

Tabelle 1 (Fortsetzung)

Fall	Name, S.-Nr., Geschlecht	Alter beim Tod (Jahre)	Verlaufsdauer (Jahre)	Typisch	Überlagerung	Langsam −, schnell +	Zellschwellung	Argentophile Kugeln	Frontotemp. Basalfall	Seitenbetonung
21	Wu., 49/71 ♀	73	?	?	Schr	?	(+)	+	+	re.
22	Ko., 51/71 ♂	63	ca. 3	−	−	−	+	+	+	re.
23	De., 3/72 ♂	70	?	−	−	?	−	−	+	re.
24	Ha., 108/72 ♂	70	ca. 2	−	P	+	+	+	+	re.
25	Schm., 140/72 ♂	65	ca. 4	−	A	?	+	+	+	re.
26	Pa., 184/72 ♂	66	1 1/2	−	F Schr	+	+	+	+	re.
27	Sche., 40/73 ♀	63	ca. 10	+	Schr	−	−	−	+	li.

A Überlagerung durch Arteriosklerose; *Schr* Schrankenstörung; *P* senile Plaques; *G* Gefäßprozeß; dest der Felder Hi., 33; ++ klar abgegrenzte Atrophie der Felder Hi., 24 a u. b, 33; (++) darüber regionen

des Beginns von Gedächtnis- und Sprachstörungen mit Art und Verlauf der letzteren und endlich über das Tempo der Progredienz des Krankheitsverlaufs insgesamt.

Dabei bestätigte sich die von vielen Autoren vertretene Erfahrung, daß die Diagnose der Pickschen Krankheit in typischen Fällen allein aufgrund des klinischen Verlaufs zu stellen ist (C. Schneider, 1927, 1929; Spatz, 1936; Bonfiglio, 1935; Goldstein u. Katz, 1937; Malamud u. Boyd, 1940; v. Bagh, 1946; Lüers, 1947; Moyano, 1951; Jervis, 1956; Delay et al., 1955, 1957; Delay u. Brion, 1962; H. Jakob, 1969; Lüers u. Spatz, 1957; s. hier auch weitere Literatur). Bis in die neuere Zeit hinein konnte darüber aber noch keine Übereinstimmung erzielt werden (Poppe u. Tennstedt, 1963; Balajthy, 1964; Redlich u. Freedman, 1966; Literatur bei Ciompi, 1966). Aller Wahrscheinlichkeit nach, auch nach eigenen Erfahrungen, dürfte dies auf eine unzureichende Analyse der psychopathologischen Veränderungen im Beginn der Erkrankung zurückgeführt werden. Individuell verschiedenartige Veränderungen des Charakters und der Persönlichkeit und das längere Erhaltenbleiben des Gedächtnisses bilden zweifellos das

Gyrus cinguli vorne	Gyrus cinguli hinten	Ventrale paralimb. Zone	Ammonshorn	Uncus	Nucleus amygdalae	Fornix	Occipital	Schichtenfolge III a/II	Status spongiosus in II	Degenerierte Tangentialfaserschicht (norm.)	Degenerierte Dendriten + Axone in Lamina I (norm.)
li. + re. ?	li. n.u. re. ø	++	ø	+	+	+	+	+	+	+	+
re. ++ li. +	re. ø li. ø	++	ø	+	+	+	ø	+	+	+	+
re. (+) li. (+)	re. n.u. li. ø	+	ø	+	+	−	+	+	+	?	?
re. (++) li. +	re. ø li. n.u.	++	ø	+	(+)	(+)	n.u.	+	+	+	+
re. (++) li. (++)	re. + li. n.u.	++	ø	+.	+	−	ø	+	+	+	+
re. (++) li. ++	re. ø li. n.u.	++	ø	+	n.u.	(+)	ø	+	+	+	+
re. + li. (++)	re. n.u. li. +	++	(+)	+	+	(+)	+	+	?	+	?

F Alzheimersche Fibrillenveränderungen; *n.u.* nicht untersucht. Gyrus cinguli: + Teilatrophie zuminhinausgehende, nicht sicher abgrenzbare Atrophie; *norm.* in cytoarchitektonisch normalen Rinden-

differentialdiagnostische Kernsyndrom zugunsten der Pickschen Krankheit. Umgekehrt hat Lauter (1968) erneut mnestische Störungen und Desorientiertheit in der Frühphase der Alzheimerschen Krankheit hervorgehoben. Ebenso trifft man auf frühzeitige Ausfälle des Gedächtnisses und der Merkfähigkeit, wenn außer dem Gyrus parahippocampalis auch die Ammonshörner auf beiden Seiten symmetrisch geschädigt sind (Grünthal, 1947; Ule, 1951, 1954; Glees u. Griffith, 1952; Mehraein u. Jamada, 1967 u.a.). Heute ist die Bedeutung des Ammonshorns für Merkfähigkeit und Gedächtnis, vor allem für das Neugedächtnis und den Prozeß des Merkens gesichert (Hassler, 1967). Bei der Pickschen Krankheit sollen die Schwierigkeiten keineswegs verkannt werden, die sich aus einer im höheren Lebensalter recht häufigen Überlagerung, sei es durch Gefäß- oder Kreislaufprozesse, sei es durch beginnende fakultative senile Veränderungen ergeben (Tabelle 1).

H. Jacob (1969) wies auf die differentialdiagnostische Bedeutung direkter und indirekter Werkzeugstörungen hin. Bei der Alzheimerschen Krankheit − bei diffusen Prozessen − habe man eine mehr direkte, bei der Pickschen Krankheit eine mehr indirekte Störung der Werkzeugfunktionen der Sprache, eine „Resultatsaphasie" aufgrund gestörter Voraussetzungen der Sprechleistung. Eine sehr exakte Anamnese zum Krankheitsbeginn ist bei klaren Fällen meist der einzige Schlüssel zur Diagnose. Nur in einigen wenigen, anamnestisch gründlicher untersuchten Fällen konnte die Diagnose der Pickschen Krankheit in vivo gestellt werden; in den meisten Fällen überwogen so häufige Diagnosen wie Cerebralsklerose, präsenile Demenz, senile Demenz u.a. Entsprechend früheren Angaben (v. Mansvelt, 1954, Excourolle, 1956 u.a.) ist auch bei unserer Studie das weibliche Geschlecht in der Überzahl; unter 27 Fällen ist es 16mal vertreten. Die Verlaufsdauer ist sehr unterschiedlich: von 2 1/2 (Fall 3) bis zu 10 Jahren (Fall 9) gesicherten Krankheitsverlaufs (Tabelle 1) gibt es nahezu alle Variationen, was ebenfalls früheren Erfahrungen entspricht.

Trotz der seit Spatz bekannten Vorliebe des atrophisierenden Prozesses für entwicklungsgeschichtlich späte (junge) Gebiete ist die Diskussion um die Frage eines mehr oder weniger systematischen regionalen Befalls nach entwicklungsgeschichtlichen Kriterien bis in die letzte Zeit hinein noch keineswegs abgeschlossen. Jedenfalls schien es, je mehr Fälle beobachtet, je genauer die Atrophiemuster cytoarchitektonisch untersucht und auch miteinander verglichen wurden, wegen der Streuung des Prozesses zunächst schwierig, einen einheitlichen Nenner zu finden, obwohl offensichtlich eine Auswahl getroffen wird. Diese beschränkt sich nicht auf neocorticale Regionen; von onto- und phylogenetisch frühen Systemen sind Uncus und Nucleus amygdalae bevorzugt beteiligt (Löwenberg et al., 1939; v. Bagh, 1946; H. Jakob, 1960, 1969). Ergänzend zu früheren Untersuchungen stellte sich deshalb die Aufgabe, sowohl die Lokalisation der Schwerpunkte des atrophisierenden Prozesses und eine mögliche Konstanz von Atrophiemustern als andererseits auch die Streubreite der Atrophie innerhalb der Hemisphäre noch genauer zu analysieren und anhand von vielen Fällen zu vergleichen. Ferner war zu untersuchen, ob es bei der Pickschen Krankheit auch eine systematische Beteiligung phylogenetisch alter (früher) Systeme, vor allem des limbischen Systems, gibt.

Bevor wir uns einer genaueren Analyse der Ausbreitung des atrophisierenden Prozesses in den einzelnen Regionen zuwenden, erscheint es uns wegen der Kompliziertheit des strukturellen Aufbaus und der Fragen nach der Funktion der beteiligten Regionen angebracht, von den sonst üblichen Einteilungen abzuweichen. Zur größeren Klarheit und Durchsichtigkeit klinisch-anatomischer Bezüge wollen wir an dieser Stelle näher auf die Neuroanatomie und -physiologie des sog. limbischen Systems eingehen; dabei soll der Hauptakzent auf die in unseren Fällen vorwiegend befallenen Regionen gelegt werden.

1.3 Zur Anatomie und Physiologie des limbischen Systems[2]

Zu Brocas "grand lobe limbique", der nur corticale Strukturen umfaßte,
gehörte ursprünglich der rostrale "lobe olfactif", der Gyrus cinguli und im
wesentlichen noch der Gyrus parahippocampalis. Durch die wegweisenden
Studien von Papez (1937), der anatomische Befunde zu einem damals noch
hypothetischen Entwurf eines „Funktionskreises" ausbaute, wurde man
auf das sehr heterogene System aufmerksam. In seiner bekannten „Studie
über den Mechanismus der Emotionen" legte er seine Theorie über die
Physiologie des zentralen emotionalen Prozesses corticalen Ursprungs dar:
aufgebaut in der Hippocampusformation, von hier übertragen auf die
Corpora mamillaria und auf dem Wege über die vorderen Thalamuskerne
zur Rinde des Gyrus cinguli, die er als eine Empfangsstation für emotionale Erlebnisse bezeichnete. Der Autor beschrieb einen Fall mit einer
Erweichung des linken Parazentralläppchens und des Gyrus cinguli, begleitet von einer erheblichen Störung der emotionalen Sphäre. Einen wesentlichen Fortschritt brachten die Arbeiten Mac Leans, der die Strukturen
vor allem gegenüber dem "grand lobe limbique" Brocas schärfer abgrenzte
und mit Hilfe phylogenetisch-anatomischer Vergleichsstudien den Rahmen
der im limbischen System funktionell zusammengehörenden Regionen
etwas weiter spannte. Von ihm stammt der Begriff des *visceral brain.*
Dazu gehören die im *Funktionskreis von Papez* enthaltenen Strukturen,
u.a. der Hippocampus mit dem Fornix als efferente Bahn zu den Corpora
mamillaria, vordere thalamische Kerne und der Hypothalamus; ferner die
Rindenregionen der orbitomedialen Oberfläche des Frontallappens, die
vordere Insel, der Temporalpol und die Area praepiriformis. Von den subcorticalen Strukturen hat der Nucleus amygdalae mit seinen Verbindungen
eine vielseitige, nicht ganz geklärte Funktion. Elektrophysiologisch ergaben sich Relaiskreise vom Frontallappen zum Hypothalamus via Septum-
kerne und mediales Vorderhirngrundbündel (medial forebrain bundle).
Anatomisch waren die meisten dieser Verbindungen noch ungeklärt
(Mac Lean, 1949, 1958).

Die Auffassung über das limbische System hat in den letzten Jahrzehnten eine erhebliche Wandlung erfahren. Vor allem wurden die sinnesab-
hängigen *olfactorischen Regionen,* die sich in der Phylogenese zurückbil-
den, wie die Area praepiriformis und Periamygdalaris, vom eigentlichen
limbischen System abgetrennt (Stephan, 1964). Zur besseren Übersicht-
lichkeit kann man das limbische System in drei große Gruppen unterteilen
(Hassler, 1967; Stephan, 1975):

---

2   Hiermit wird die heute viel diskutierte Problematik eines einheitlichen Begriffs
    angesprochen; gemeint ist das limbische System im weiteren Sinne, d.h. es werden
    auch diejenigen Strukturen behandelt, die bei regelmäßiger Beteiligung an der
    Atrophie im engeren Sinne zum olfactorischen System gehören.

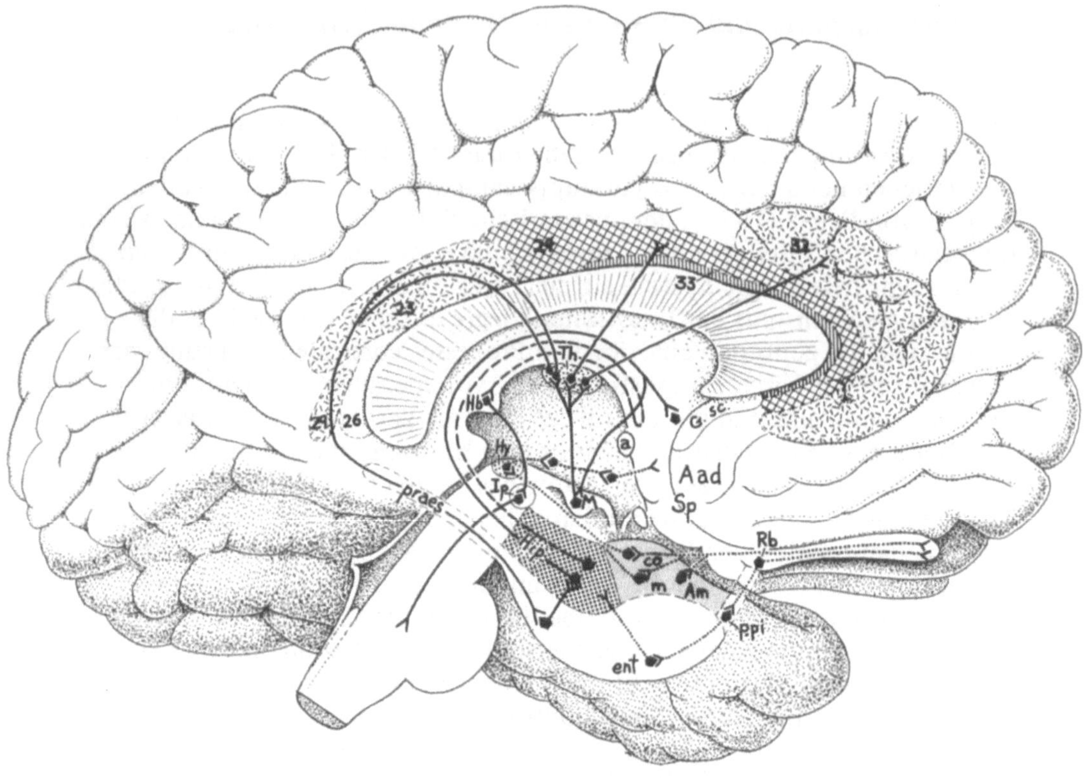

Abb. 1. Schema olfactorischer und limbischer Systeme und Bahnen: ▓▓ olfactorische
Zuflüsse und Nucleus amygdalae mit Verbindungen (Stria terminalis unvollständig
angedeutet); Verbindungen des Papez circuit; System des Fornix postcommissuralis
(Erklärungen s. Text). *Rb* Regio retrobulbaris; *Am* Nucleus amygdalae; *m, co* cortico-
mediale Kerne mit Urpsrung der Stria terminalis; *ppi* Area praepiriformis; *ent* Regio
entorhinalis; *Aad* Area adolfactoria; *Gsc* Gyrus subcallosus; *Sp* Septum; *a* vordere Commissur; *M* Corpus mamillare; *Hip* Hippocampusregion   ; *Praes* Praesubiculum;
Hb Ganglion habenulae; *Ip* Nucleus interpeduncularis; *Th* Thalamus; *Hy* Hypothalamus;
32, 33, 24, 23, 26, 29 Felder nach Brodmann. (Modifiziert nach Hassler, 1964b)

1. als *zentrale Region* die Systeme Hippocampus, Fornix, Corpus mamillare,
2. das *Septum* mit seinen Verbindungen,
3. sog. *Kontaktstellen,* die eine Zwischenstellung zwischen dem olfactorischen und dem limbischen System einnehmen. Eine orientierende
   schematische Übersicht gibt Abb. 1.

   Zur *ersten Gruppe* gehören außer dem Hippocampus mit Ammonshorn
und Corpora mamillaria der Gyrus cinguli, das Stratum griseum corporis
callosi (Indusium griseum, Feld Hi.) und die Regio subgenualis (*Area
25 Br.*) sowie der Fornix als Verbindungsbahn vom Hippocampus zum
Corpus mamillare. Über der vorderen Commissur teilt sich die Bahn in den
größtenteils aus Afferenzen des Ammonshorns bestehenden präcommissuralen und den postcommissuralen Fornix. Im übrigen verläuft der Hauptteil

der Fornixfasern zu lateralen Hypothalamuskernen und zum Corpus mamillare, ein kleinerer Faserzug zum Septum. Hinzu kommen Verbindungen der Corpora mamillaria über den Tractus mamillothalamicus (Vicq d'Azyr), der auf alle drei Unterkerne der vorderen Kerngruppe des Thalamus projiziert. Von diesen verläuft die Projektion zu den Feldern der Rinde des Gyrus cinguli einschließlich der Regio retrosplenialis (*Area 29 Br.*).

Ein Teil des postcommissuralen Fornix verläuft über die Stria medullaris thalami zum Ganglion habenulae beider Hemisphären. Als einzige efferente Verbindung, als „Ausfallstor" ist eine Bahn vom Ganglion habenulae zum Nucleus interpeduncularis (Ip) und weiter zu medialen Kernen der Ponshaube bekannt. Ein anderer Faserzug des postcommissuralen Fornix zu vorderen und medialen Thalamuskernen ist ebenfalls gesichert, u.a. zu einem oberflächlichen Kern (dorsalis superficialis = Dsf nach Hassler). Der Dsf wiederum projiziert auf das caudale Feld 23 Br. des Gyrus cinguli (Hassler, 1967; Abb. 1).

Die *zweite Gruppe* betrifft Kerne des Septums mit Verbindungen über den Fasciculus uncinatus zum frontoorbitalen Cortex und über den Fornix zum Hippocampus.

Als *dritte Gruppe* fungieren Regionen, die eine Zwischenstellung zwischen olfactorischem und limbischem System einnehmen. Hierher gehören das Tuberculum olfactorium mit Verbindungen zum Septum und die Area praepiriformis und periamygdalaris, Bestandteile des olfactorischen Systems.

Die Regio entorhinalis, die sehr differenziert aufgebaut ist, erhält ebenfalls Zuflüsse vom olfactorischen System. Als wesentliche Verbindungen des olfactorischen mit dem limbischen System sind endlich mediale und zentrale Kerne des Nucleus amygdalae anzusehen, von denen die efferente Bahn der Stria terminalis zum Hypothalamus und Tegmentum ausgeht (Hassler, 1964b, 1967; Stephan, 1964, 1975; van den Bergh, 1973). Nach den anatomischen Verbindungen und physiologischen Experimenten werden zu diesen corticalen und subcorticalen Strukturen noch die hintere Orbitalregion, die vordere Insel sowie ventromediale, temporopolare Abschnitte hinzugerechnet, die z.T. in der Region des Uncus liegen (Kaada, 1960). Innerhalb des eigentlichen limbischen Systems haben die Verbindungen des Ammonshorns über den Fornix, die Corpora mamillaria, den Tractus mamillothalamicus und vordere thalamische Kerne zum Gyrus cinguli eine zentrale Funktion. Durch die aus nahezu allen Regionen des Cingulum zum Subiculum und Praesubiculum, vielleicht zum Hippocampus selbst verlaufenden Faserbündel wird der Ring geschlossen (Funktionskreis nach Papez, 1937; Mac Lean, 1949; Becker, 1952; Kaada, 1960; Hassler, 1964b, 1967, u.a.; s. Abb. 1).

Bemerkenswert ist, daß die Hauptstrukturen des limbischen Systems in der Phylogenese nicht ab-, sondern absolut um das zwei- bis dreifache zunehmen (Stephan, 1966; Mac Lean, 1973). Auch das Septum mit seinen Kernen nimmt bei den Primaten an Umfang zu, um beim Menschen den Höhepunkt seiner Entwicklung zu erreichen (Andy u. Stephan, 1968).

Wegen des weder anatomisch noch funktionell einheitlichen Aufbaus ist der Begriff des „limbischen Systems" vielfach kritisiert worden (Hassler,

12

1964b, 1967). Auf die großen Übersichtsarbeiten der letzten Jahre über
das limbische System, insbesondere über Ergebnisse der Physiologie und
Verhaltensforschung, sei verwiesen (Ploog, 1964b u.a.). Mac Lean (1973)
vereinfacht die komplizierten Zusammenhänge der verschiedenen Regionen zu einer „Hierarchie von drei Biocomputern" im Gehirn, von denen
jedem eine besondere Funktion zukommt: 1. die frontotemporale Region,
verbunden mit dem Nucleus amygdalae und dem Hirnstamm; 2. die Sep-
tumkerne mit Verbindung zu einem großen Teil der Rinde des Hippocampus; 3. die vorderen Thalamuskerne mit ihren Verbindungen zu den Neuronen des Gyrus cinguli. Das System als Ganzes löst sich so immer mehr
in spezielle Einzelfunktionen der hauptsächlich beteiligten Regionen auf,
die hier deshalb gesondert aufgezeigt werden sollen.

Frontobasale und frontotemporale Region. Zu den Systemen der frontobasalen Region mit Verbindungen zwischen dem olfactorischen und dem
limbischen System gehören das Tuberculum olfactorium, die Regio praepiriformis und periamygdalaris. Das Tuberculum olfactorium, mit gesicherten Bahnen zum Bulbus olfactorius, zur Regio retrobulbaris, zur präpiriformen Rinde und zum Septum, ist über das mediale Vorderhirnbündel
afferent und efferent mit Hypothalamus und Hirnstamm verbunden (Stephan, 1975), u.a. durch ein ascendierendes dopaminerges mesolimbisches
System mit einer medialen Region der Substantia nigra (Hassler, pers.
Mitteilung). Afferenzen erhält es u.a. auch vom Kernkomplex des Nucleus
amygdalae, während das mediale Vorderhirnbündel eine efferente, abstei-
gende Verbindung vom Tuberculum olfactorium und der orbitalen Rinde
zum Hirnstamm darstellt (Mizuno et al., 1969, zit. nach Stephan, 1975).
Während die Regio praepiriformis ebenfalls die meisten Zuflüsse vom
Bulbus olfactorius erhält, verlaufen von der Regio periamygdalaris Bahnen
zum Hypothalamus (Stephan, 1975). So scheint die Regio periamygdalaris
eine regulierende Funtkion auf hypothalamische Sexualverhaltenszentren
auszuüben (Hassler, 1967).
   Eine wesentliche Rolle innerhalb der frontotemporalen Region spielen
die hintere Orbitalregion und die vordere Insel zusammen mit der Rinde
des Temporalpols. Auf die Bedeutung der Temporalpolregion für vegeta-
tive Funktionen hat bereits Papez hingewiesen (zit. nach Mac Lean, 1949).
Die Region besteht nahezu ausschließlich aus Allocortex, ist vorwiegend
palaeocortical und steht vielfach enger mit dem Mandelkernkomplex in
Verbindung als mit dem eigentlichen limbischem System. Die hintere
Orbitalregion und die Area temporopolaris weisen eine allocorticale archi-
tektonische Struktur auf (dysgranuläre [3]) Rinde nach Bailey u. v. Bonin,
1951). Die beiden Regionen werden zusammen mit der vorderen Inselrinde wegen ihres anatomisch-funktionellen Zusammenhangs als *orbito-
insulotemporale polare Region* zusammengefaßt (Kaada, 1960). Auf ihre
besondere Bedeutung im Rahmen vieler klinischer Syndrome machten vor

---

3   dysgranulär = eben angedeutete Schicht IV; eugranulär = normale Schicht IV.

allem Gastaut und Lammers (1961) aufmerksam. Experimentell gesicherte
Verbindungen bestehen sowohl innerhalb des Systems als auch mit der
Area praepiriformis, dem Gyrus parahippocampalis mit Uncus, dem vor-
deren Anteil des Gyrus fusiformis (ausschließlich des gesamten anderen
Gebietes des Temporallappens) sowie dem Nucleus amygdalae (Pribram
et al., 1950; Kaada, 1960; Gastaut et al., 1952; Segundo et al., 1955).
Das in typischen frontotemporalen Basalfällen Pickscher Krankheit anzu-
treffende Muster des atrophisierenden Prozesses bevorzugt an der Basis der
Frontalhemisphäre und im vorderen Schläfenlappen genau diese Regionen.
Diese basolateralen Strukturen des „limbischen Systems" stellten neuerdings Livingston und Escobar (1971) den limbischen Strukturen der medialen Hemisphärenwand gegenüber. Die Autoren modifizierten die früheren
Vorstellungen der Hauptstrukturen in der Sagittalebene insofern, als sie
einen den oberen Hirnstamm umgebenden „Limbus" in der Horizontalebene mit Beziehungen zum Mittelhirn, Thalamus und Neocortex hervor-
hoben. In diesen *basolateralen Kreis* werden die vordere Temporalregion
einschließlich des Temporalpols mit Verbindungen u.a. zur olfactorischen
und Inselrinde, die Area praepiriformis und hintere Orbitalrinde, der
Gyrus subcallosus, der Nucleus amygdalae und die Verbindungen des For-
nix-Systems einbezogen. Funktionell sei infolge sensorischer Afferenzen
der vorderen Schläfenlappenregion an Einflüsse auf emotionale und Ver-
haltensaktivitäten zu denken.

Experimentelle Untersuchungen und Verhaltensbeobachtungen bei
Primaten sprechen für eine corticale Vagusrepräsentation. Beim Affen
wurden in den Regionen des Uncus und der orbito-insulotemporalen polaren Region respiratorische Hemmungseffekte erzielt, die besten und kon-
stantesten Resultate bei Reizung medialer und ventraler Regionen des
Temporalpols (Kaada, 1960).

Insel. Aufgrund anatomischer (cytoarchitektonischer) und physiologischer
Kriterien ist die vordere Insel, die zum Komplex der orbito-insulotemporalen polaren Region gehört, in einen ventralen und einen dorsalen Abschnitt zu unterteilen. Der *ventrale Teil* besitzt eine allocorticale Rinde
und gehört nach Stephan (1975) zum *Peripalaeocortex,* während der *dorsale Teil* zum *Proisocortex* gerechnet wird. Diese Unterteilung ist für
unsere Fragestellung wichtig im Hinblick darauf, daß sich der ventrale
Teil, der in der Tiefe der Fissura Sylvii an den Schläfenlappen anschließt
und bei unseren Fällen gleichermaßen atrophisch ist, architektonisch
direkt an die basale olfactorische Rinde anlehnt.

Entwicklungsgeschichtlich ist das Areal der Insel schon in der zweiten Hälfte des
2. Monats zu erkennen. Sie entwickelt sich aus einem primitiven Rindenabschnitt der
Regio praepiriformis, einer Übergangsrinde zwischen Palaeo- und Neocortex. Auch
nach entwicklungsgeschichtlichen Kriterien wird sie in einen dorsalen und einen ventralen Abschnitt unterteilt. Letzterer gehört zur „subinsulären Zone" und wird zusammen mit der präpiriformen Rinde als „Claustrocortex" bezeichnet (Brockhaus, 1940;
Kahle, 1969). Auch in seiner *Funktion* steht der ventrale Abschnitt dem eigentlichen
Rhinencephalon nahe (Sanides, 1962). Über die Physiologie dieser Region ist bislang

14

allerdings noch nicht viel bekannt; sie scheint eine gewisse Rolle als Geschmackszentrum zu spielen (Pribram u. Bagshaw, 1953), nach Penfield und Rasmussen (1952) bei gastrointestinalen Funktionen. Vermutlich seien die orbitomediale Oberfläche des Frontallappens, die vordere Insel, der Temporallappenpol, die Area praepiriformis und der Nucleus amygdalae miteinander verbunden „in Beziehung zur autonomen Aktivität und zum emotionalen System" (Mac Lean, 1949).

Daß diejenigen Strukturen, die mit Sicherheit zum limbischen System im engeren Sinne gerechnet werden können, überwiegend archicortical und periarchicortical sind, hat Stephan (1964) betont. Wenn die ebenfalls zum limbischen System gehörenden Regionen des Septum und des diagonalen Bandesi allg. als Palaeocortex definiert werden, so könne man diese nach älteren Befunden, entwicklungsgeschichtlichen und morphologischen Kriterien durchaus begründet eher zum Hippocampus und damit zum Archicortex rechnen. Beide Strukturen sollen hier nicht näher behandelt werden, weil sie für unsere Fragestellung ohne Bedeutung sind und nicht regelmäßig untersucht wurden.

Gyrus cinguli. Besondere Eigenarten weist cytoarchitektonisch der vordere Gyrus cinguli auf. Der *dorsale Gyrus cinguli* hat in der Tiefe des Sulcus corporis callosi einen ausgesprochen periarchicorticalen Charakter und besteht hier aus dem archicorticalen Hippocampusrudiment (Hi. nach Brodmann) oder Hippocampus supracommissuralis (Stephan, 1975) und der anschließenden Area 33 Br.
Vom Archicortex in der Tiefe des Sulcus corporis callosi bis zum Proisocortex der Kuppe (Sanides, 1962) ändert sich der Feldcharakter in bestimmter Richtung und stufenweise (Gradation nach Sanides). Dabei zeigt sich eine immer deutlichere Schichtung der Rinde bis zum isocorticalen 6-Schichten-Typ der Windungskuppe.
Der älteren Feldeinteilung von Brodmann stellen wir die von Stephan (1975) übernommene Einteilung von Rose (1928) gegenüber. Das Feld 33 Br., das an den Hippocampus supracommissuralis anschließt, entspricht der Area infraradiata ventralis (IRv nach Rose) und wird dem Periarchicortex zugerechnet, der Regio cingularis periarchicorticalis (Stephan, 1975). An das Feld 33 Br. schließt sich cranial das Feld 24 Br. an (Abb. 1), die Area infraradiata dorsalis (IRd), von Brodmann noch unterteilt in die Felder 24 a und b. Es wird nach Sanides (1962) und Stephan (1975) zum Proisocortex gerechnet. Beide Felder sind allocortical und gehören nach ihrer Cytoarchitektonik zum dorsalen limbischen System. Das daran anschließende Feld 24 c Br., die Area medioradiata nach Rose, ist bereits isocortical. Seine Zuordnung zum limbischen System ist zweifelhaft (Stephan, 1975). So entsprechen dem Periarchicortex in der Tiefe des Sulcus corporis callosi und dem Proisocortex der Kuppe des dorsalen Gyrus cinguli die zum limbischen System gehörenden Areae 33 und 24 Br. bzw. anschließend an den Hippocampus supracommissuralis die Area infraradiata ventralis und dorsalis.
Es gibt cytoarchitektonisch noch andere Kriterien, die für eine Zugehörigkeit gerade dieser Felder zum limbischen System sprechen. Schon

Rose (1928) wies im Hinblick auf die Phylogenese auf den besonderen Aufbau der Regio infraradiata bei den Primaten und beim Menschen hin, nämlich mit besonders zahlreichen Spezialzellen in der Schicht V b, wie sie bei den niederen Säugern in gleicher Ausprägung nicht vorhanden seien.

Der *ventrale Anteil* des *vorderen Gyrus cinguli* besteht im vorderen Anteil ebenfalls aus den Feldern 33 und 24 Br., die mit dem Balkenknie nach ventral verlaufen. Im ventralen Endgebiet entspricht der Area 25 Br. die Area subgenualis, die an den Hippocampus praecommissuralis anschließt und ebenfalls zur Regio cingularis periarchicotricalis gehört (Stephan, 1975). Unterhalb des Septums liegt der palaeocorticale Gyrus subcallosus, wie das Septum ein Bestandteil des limbischem Systems (Hassler, 1964b; Andy u. Stephan, 1968, s. Abb. 1). Die ventrale Region unterscheidet sich wesentlich von der dorsalen paralimbischen Zone. Nach Sanides (1962) ist die allocorticale Rinde ausgesprochen schmal, parvocellulär und dys- bis eugranulär. Sie gehört, unmittelbar angrenzend an die Area adolfactoria, zur präcommissuralen Zone, ist schwächer Nissl-tingiert und markfaserärmer als der dorsale Teil. Am Sulcus corporis callosi ist die Rinde vollkommen ungeschichtet (Periarchicortex).

Sanides betont gemeinsame cytoarchitektonische Merkmale des dorsalen und ventralen Gyrus cinguli einerseits und der dorsalen Insel andererseits, wobei er eine bandartige Verdichtung der Schicht V a und sog. „Spezialzellen", überschlanke Spindel- und Pyramidenzellen in V b hervorhebt, wie er sie auch im Nucleus amygdalae nachweisen konnte. Für den dorsalen und ventralen vorderen Gyrus cinguli wird deshalb die Bezeichnung „paralimbisch" bzw. *dorsale* und *ventrale paralimbische Zone* (Gürtel) vorgeschlagen. Als Gemeinsamkeit und hervorstechendstes Merkmal der gesamten Regio cingularis periarchicorticalis hebt Stephan (1975) die sehr geringe Ausbildung der laminären *Differenzierung* hervor.

Schwieriger gestalten sich die Abgrenzungen im *hinteren* balkennahen *Teil des dorsalen Gyrus cinguli,* der Area retrosplenialis. In der Tiefe des Sulcus corporis callosi gehören hier außer dem Hippocampusrudiment (Hi.) die beiden körnerreichen inneren Felder 26 und 29 Br. zum Periarchicortex, das daran anschließende Feld (30 Br.) möglicherweise zum Proisocortex. Die Zugehörigkeit dieser im Sulcus selbst liegenden Felder zum limbischen System wird als sehr wahrscheinlich angesehen (Stephan, 1964). Verbunden ist der Gyrus cinguli wieder durch zahlreiche Afferenzen, aber auch reziprok gerichtete Faserzüge mit verschiedenen isocorticalen Feldern des Frontal-, Temporal- und Parietallappens. Ferner verlaufen vor allem von rostral nach caudal lange und mittellange Assoziationsfasern zu periarchicorticalen Regionen, im dorsalen Cingulum zur Area retrosplenialis (intraareale Assoziationsfasern). Zudem bestehen zwischen den einzelnen Regionen intraregionale Verbindungen (Stephan, 1975). Was den *Papez circuit* betrifft, so verlaufen Faserzüge über das Cingulum nach caudal zum Hippocampuskomplex, vor allem zum Gyrus parahippocampalis und dessen caudalen zwei Dritteln, zum Praesubiculum, weniger zum eigentlichen Ammonshorn (Schneider et al., 1963). Wahrscheinlich wird der Funktionskreis über Verbindungen zu Area entorhinalis-Hippocampus

16

geschlossen (Abb. 1). Neuerdings wird jedoch angenommen, daß der
eigentliche Papez-Funktionskreis nicht über das Cingulum verlaufe, sondern daß der Thalamus direkt zur Regio praesubicularis projiziere, womit
das Cingulum umgangen werde und so in einer Art Nebenschluß liege. Im
Cingulum würden Verbindungen aus dem Thalamus mit isocorticalen
Zuflüssen integriert (Domesick, 1969, 1972, zit. nach Isaacson, 1974).

Bezüglich der *Funktion* des *vorderen Gyrus cinguli* sind somatomotorische und visceromotorische Effekte bekannt, auch Verhaltensänderungen.
Dabei wird eine zweite corticale Vagusrepräsentation angenommen. Bei der
Katze und bei Primaten sind im vorderen ventralen und dorsalen Gyrus
cinguli auf Reizung die gründlichsten autonomen und somatomotorischen
Effekte zu erzielen. Beim Hund wurden die sensibelsten Punkte bezüglich
cardiovasculärer Vagusfunktionen gefunden in der Cinguli-Region vor und
unterhalb des Balkenknies, in der orbitalen und der anschließenden rostra-
len präpiriformen Rinde sowie im Tuberculum olfactorium (Kaada, 1960).
Viele Fragen bezüglich der Funktion dieser Region sind jedoch noch offen.
Als erster berichtete Smith (1945) über einen respiratorischen Hemmungs-
effekt bei Reizung der Rinde des vorderen Gyrus cinguli von Primaten.
Nach doppelseitigen Ausschaltungen werden die Tiere zahmer und sinken
in der sozialen Rangordnung unter ihre Gefährten ab; ferner wurde Verlust der Nestpflege und des Mutterinstinktes, gesteigertes Herumsuchen
mit der Schnauze und Vernachlässigung der Fellreinigung beobachtet
(Hassler, 1964a,b, 1967). Andere Autoren berichten nach klinischen und
experimentellen Erfahrungen über Störungen sowohl des Antriebs als auch
der Affektivität, vor allem bei doppelseitigen Läsionen des Gyrus cinguli
(Mac Lean, 1949; Poeck, 1964). Nach Mac Lean (1958, 1973) entfaltet
dieser Anteil des limbischen Systems — die miteinander verbundenen Teile
des Septum, des Hippocampus und des Gyrus cinguli — seine Funktion
mehr in Richtung auf die Erhaltung der Art als des Individuums. Vigouroux und Naquet (1961) betonen, daß experimentelle Ergebnisse gegen
diese Einteilung Mac Leans sprechen, und auch Hassler (1967) äußert
Bedenken gegen eine derartige funktionelle Zuordnung. Tierexperimen-
telle Untersuchungen der letzten Jahre weisen auf Störungen des Planens
hin. Die Tiere seien nicht imstande, die Konsequenzen ihres Verhaltens
bezüglich Belohnung oder Bestrafung vorauszusehen; beim Menschen sei
oft der Sinn für die zeitliche Ordnung und Folge gestört (Glass et al.,
1969; Gurowitz et al., 1970; Faillace et al., 1971, zit. nach Isaacson, 1974).

Neuere tierexperimentell gewonnene anatomisch-physiologische Forschungsergebnisse und Beipiele aus der Humanpathologie weisen der
Rinde des vorderen Gyrus cinguli eine wichtige Rolle für die Steuerung
der Sprache zu. Während Reizungsversuche zeigten, daß es sich hier um
ein primäres, nicht reizgebundenes ,,neutrales'' Vokalisationsgebiet han-
deln müsse, bewirke seine Läsion eine Zerstörung des Sprachantriebs. Die
Autoren nehmen deshalb an, daß vom vorderen Gyrus cinguli aus der
Sprachantrieb kontrolliert wird (Jürgens, 1976a, b; Jürgens u. Ploog, 1976;
Jürgens u. Müller-Preuss, 1977; Müller-Preuss u. Jürgens, 1976).

Regio entorhinalis. Die allocorticale Region wird jetzt i. allg. nicht mehr zum olfactorischen, sondern zum limbischen System gerechnet. Stephan (1975) unterscheidet eine Area entorhinalis, Pars lateralis und medialis, und eine Area perirhinalis, die sich bei höheren Primaten und beim Menschen besonders entwickelt hat. Die engsten Verbindungen bestehen zum Hippocampus; sensorische Afferenzen kommen von somatischen, visuellen und auditorischen Regionen. Physiologisch gibt es offenbar Hinweise auf integrierende regulierende und steuernde Funktionen, die eng mit denjenigen des Ammonshorns zusammenhängen (Hassler, 1967).

Nucleus amygdalae. Wegen seiner Verbindungen mit phylogenetisch älteren Strukturen wurde der Kern auch als „Thalamus des Archipallium" bezeichnet (Mac Lean, 1949, 1973). Nach einer früheren Einteilung von Brockhaus (1940), der bereits zwischen einem Hauptkomplex und einem anteromedialen Kerngebiet unterschieden hat, nimmt Stephan (1975) eine phylogenetisch fundierte Trennung zwischen einem älteren *zentralen* und *medialen* und einem jüngeren *basalen, lateralen* und *corticalen* Kernkomplex vor. Die corticalen Anteile hängen dabei mit den subcorticalen Kernarealen zusammen, was auch bei der Gliederung in Subregionen zum Ausdruck kommt: corticale und subcorticale Anteile einer Region. Die beiden Hauptkomplex sind 1. die Formatio centromedialis und 2. die Formatio cortico-basolateralis. Der Rindenanteil der centromedialen Gruppe ist die Subregio periamygdalaris anteromedialis, der Anteil der letzteren, phylogenetisch jüngeren cortico-basolateralen Gruppe die Subregio periamygdalaris corticalis.

Die Verbindungen des Nucleus amygdalae sind in den letzten Jahren näher differenziert worden. Anatomisch nachgewiesen sind Afferenzen vor allem vom Tuberculum olfactorium und vom vorderen Anteil der Regio praepiriformis. Nach elektrophysiologischen Studien gibt es auch Verbindungen vom Temporallappenpol, dem Gyrus temporalis superior, der vorderen Insel und der hinteren Orbitalrinde sowie von der motorischen Region (Gloor, 1960). Mit der Regio praepiriformis bilden corticale Anteile des Kerns ein *olfactorisch-somatisches Korrelationszentrum.* Als wesentliche Zuflüsse werden außer den olfactorischen Primär- und Sekundärzentren auch der Hypothalamus und die Area praeoptica angegeben. Mit beiden Regionen steht der Nucleus amygdalae offenbar in beidseitiger Richtung — afferent und efferent — in engster Verbindung (Stephan, 1975). Als ventrales „amygdalofugales" System werden efferent verlaufende Bahnen zur präoptischen Region bezeichnet. Von letzterer und der Area anterior des Nucleus amygdalae — die die meisten Receptoren dieses Systems enthält — führen kurze axonale Kettenverbindungen zum medialen Vorderhirngrundbündel (Valverde, 1963).

Die bedeutendste Bahn ist die efferente Bahn der *Stria terminalis.* Das Hauptkontingent, die *präcommissurale Komponente* der Stria terminalis, geht von der Subregio periamygdalaris corticalis aus, also vom Rindenanteil des phylogenetisch jüngeren Kernkomplexes. Der *postcommissurale Teil* entspringt sowohl aus dem anteromedialen als auch dem

cortico-basolateralen Kernkomplex. Die Fasersysteme der.Stria terminalis
enden in der Area des Septums, über dem „Bettkern" im Vorderhirngrundbündel, hauptsächlich in verschiedenen Kernen des *Hypothalamus* und in
der Rückwand des *3. Ventrikels* (Hassler, 1967). Elektrophysiologische
Studien weisen in ähnliche Richtung — die Efferenzen des Nucleus amygdalae enden in der basalen Septumregion, u.a. auch in der Region des vorderen und ventromedialen Kerns des Hypothalamus. Experimentell konnten neuerdings von De Olmos und Ingram (1972) mittels der Kupfer-Silber-
technik genauere Ergebnisse über den Bahnverlauf der Stria terminalis bei
der Ratte erzielt werden:

1. Ein *dorsaler Anteil,* der sich teils in retro-, teils in supracommissurale
   Züge teilt, endet über den gleichseitigen Bettkernen der Stria terminalis in der Region des latero-basalen Septum, des Nucleus accumbens
   septi und des Tuberculum olfactorium, außerdem im sog. accessori-
   schen Bulbus olfactorius (bei Ratten), ferner in einem zellarmen Teil
   des ventromedialen Kerns des Hypothalamus. Eine feine Abzweigung
   war auch über die vordere Commissur zum Nucleus amygdalae der
   Gegenseite zu verfolgen.
2. Ein *ventraler Anteil* verläuft ebenfalls über den Bettkern zum ganzen
   ventromedialen Kern des Hypothalamus.
3. Ein *Commissurenfaserzug* zieht mit der vorderen Commissur zum
   Bettkern, zum Tuberculum olfactorium, zur Rinde der Area praepiriformis und zum lateralen Kern des Nucleus amygdalae der Gegenseite.

Physiologie. Zwischen den Nuclei amygdalae und den Hauptzentren des
limbischen Systems (Hippocampus, Regio entorhinalis) gibt es kaum
direkte Verbindungen (Stephan, 1975). Nach tierexperimentellen Untersuchungen wird bei Schädigung des Kerns eine Unempfindlichkeit gegenüber Veränderungen der Umgebung beobachtet, verbunden mit größerer
Ruhe und geringerem Interesse an sozialen Signalen der Umgebung. Eine
Umstellung auf neue Situationen sei nicht mehr so gut möglich; auch
Primaten falle es schwer, Aufgaben zu erlernen oder eingeübte Aufgaben
auf geringe Reize hin nicht durchzuführen, ebenfalls ein Hinweis auf die
Schwierigkeit des Umstellens. Anatomisch sei zu denken an Verbindungen
zwischen dem Nucleus amygdalae und dem Neocortex, benachbarten
Temporalregionen und der neocorticalen frontalen Orbitalregion beim
Affen (Schwartzbaum u. Poulos, 1965; Barrett, 1969; Fonberg, 1973, zit.
nach Isaacson, 1974). Engere funktionelle Zusammenhänge olfactorischer
Systeme zu vorderen Kernregionen des Nucleus amygdalae, zur Subregio
periamygdalaris anteromedialis (Stephan, 1975), waren schon früh
bekannt als „sekundäres System des Rhinencephalon" (Pribram u. Kruger,
1954).

In den letzten Jahren wurde sehr viel über experimentelle Reizungen
mit Ausschaltung von Kernregionen berichtet; die Versuchsergebnisse
waren jedoch oft unterschiedlich, meist je nach Art und Stärke des Reizes.
Auch scheinen Unterschiede bei einzelnen Tierarten zu bestehen; so
zeigten Katzen im Versuch bei Mandelkernläsionen mehr enthemmte

Wutreaktionen, Affen vermehrte Zahmheit und verminderte Wutreaktion.
Bei beiden Tierarten wurde Enthemmung des Sexualverhaltens beobachtet
(Jung, 1967).

Hassler (1964b) weist auf die stärksten *emotionalen Veränderungen* durch Reizung von *medialen Anteilen* des *Nucleus amygdalae* sowie der *Stria terminalis* hin.
De Molina und Hunsperger (1959) fanden affektive Abwehrreaktionen im Tierversuch
bei Katzen nur in einem kleinen Bereich in medialen Kerngebieten, dem Ursprung der
Stria terminalis, und im perifornicalen Gebiet des lateralen (markhaltigen) Hypothalamus. Auch andere Autoren (Gloor, 1960; Kaada, 1960) heben in diesem Zusammenhang mehr mediale, tiefere Kerngebiete hervor. Im allgemeinen rechnet man heute mit
zwei antagonistischen Regionen innerhalb des Kerns (Vigouroux u. Naquet, 1961 u.a.).
Bei Läsionen der medialen Gruppe werden Nahrungsverweigerung und Verlust an emotionaler Spannung beobachtet, bei Läsionen der basolateralen Gruppe übermäßiges
Fressen und Verstärkung von Lust, auch emotionale Veränderungen (Fonberg, 1973,
zit. nach Isaacson, 1974). Nach Pribram und Bagshaw (1953) sowie Pribram (1971),
der zu ähnlichen Ergebnissen kommt, ist bei Tieren bei Läsionen der basolateralen
Gruppe ein regelrecht gefräßiges Verhalten bekannt, übermäßige Nahrungsaufnahme
bei Läsionen im Kernbereich überhaupt auch beim Menschen. Nach Egger und Flynn
(1963) spielen im Zusammenhang mit der Regulierung und Kontrolle des Verhaltens
durch die Verbindungen der Amygdala mit dem Hypothalamus zwei verschiedene
Regionen des Mandelkerns eine wesentliche Rolle: Elektrische Reizeffekte, gesetzt im
medialen Anteil des Lateralkerns und der großzelligen Region des Basalkerns, hemmten die hypothalamisch augelösten aggressiven Verhaltensweisen, während umgekehrt
(in geringerem Grade) fördernde Effekte durch Reizungen anderer Regionen, hauptsächlich dorso-lateraler Anteile des Lateralkerns zu erzielen waren.

Fest scheint jedenfalls augrund zahlreicher Versuche der regulierende
Einfluß zu stehen, den Regionen der Nuclei amygdalae auf dem Weg über
die Stria terminalis auf hypothalamisch hervorgerufene *emotionale Verhaltensstörungen* auszuüben vermögen. Der Kernkomplex der Nuclei
amygdalae wird mit seiner Wirkung auf das Verhalten als Regulationssystem zur Steuerung und Auslese motivbestimmter Stimuli angesehen
(Gloor, 1960). Dabei sollen vor allem die auf gewisse Regionen des *Hypothalamus* und der *Mittelhirnhaube* zu beziehenden Wuteffekte — Angriffslust und affektive Abwehrreaktion (Hassler, 1964b) — durch die Einflüsse
medialer Teile des Mandelkerns auf dem Weg über die Stria terminalis
gesteuert und gefiltert werden. Nach Zbrozyna (1963) können auch
andere, afferente Verbindungen zwischen dem olfactorisch-limbischen
System bzw. Nucleus amygdalae einerseits und dem Diencephalon andererseits eine Rolle spielen. Jedenfalls scheinen schon nach Untersuchungen
früherer Autoren genauere Angaben über die anatomische Organisation
von Funktionen des Ausdrucks sowie über Ergebnisse des emotionalen
Experiments schwierig zu sein (Jasper et al., 1956; Vigouroux u. Naquet,
1961). Die meisten Autoren stimmen jedoch darin überein, daß die Region
des hinteren Hypothalamus unbedingt erhalten bleiben muß, damit im
Tierversuch brauchbare Ergebnisse erzielt werden können (Vigouroux u.
Naquet, 1961 u.a.).
Beziehungen des Nucleus amygdalae zur Zone der hypothalamischen
Abwehrreaktion wurden nach Akert (1959) vor allem dank der Arbeiten
von Heß (1928; Heß u. Brügger, 1943; Heß et al., 1945) schon früh gefunden.

Nach Hunsperger (1956) zieht sich eine reizintensive, bandartige Region
caudalwärts durch den hinteren Hypothalamus bis in das Mittelhirn in der
Gegend des Höhlengraus am Aquädukteingang.

Sowohl dem olfactiven als auch dem nicht olfactiven *Rhinencephalon* wird eine
gewisse elementare, ordnende Funktion im Sinne einer Selektivität der ankommenden
Afferenzen zugeteilt. Es erwirbt damit auch die Funktion, den Mechanismus von Reso-
nanzen zu vermehren, Informationen zu fördern oder zu hemmen und dadurch auch
deren Einwirkungen in die intrarhinencephalen Regelkreise zu integrieren. Vigouroux
und Naquet (1961) unternahmen als Arbeitshypothese den Versuch, den verschiedenen Strukturen des Rhinencephalon eine gewisse einheitliche Funktion zuzuschreiben.
Das Rhinencephalon habe als eine Art „Motivationsorgan" mit teils aktivierenden,
teils hemmenden Einflüssen eine Kontrollfunktion über die verschiedenen Afferenzen.
Schon bei niederen Tieren geschehe die Analyse der Afferenzen zu einem Großteil auf
olfactorischem Wege. Dieser besonderen Rolle des olfactorischen und des nicht olfactorischen Rhinencephalon in grundlegenden und primitiven Arten entspreche gerade
seine relativ elementare Funktion, nämlich die Selektion der Stimuli und die neuronale Synchronisation der Afferenzen und Informationen für die intrarhinencephalen
Regelkreise. Es handle sich dabei um Einflüsse auf die gesamte *Motivation des Verhaltens,* um mit Unterstützung des Gedächtnisses durch konstante Präsenz der emotionalen Erregbarkeit ein adäquates Verhalten der Umwelt gegenüber zu gewährleisten.
Bei den höheren Species spielen die olfactorischen Regionen dann keine so große
Rolle mehr. In dem Bestreben, die Funktion des limbischen Systems als Ganzes zu
erfassen, betonte neuerdings Stephan (1966, 1975) die Bedeutung der Phylogenese.
Beispielsweise verfügten fruchtfressende Tierarten mit Ruhe bei Tag und Nahrungsaufnahme bei Nacht im allometrischen Vergleich über wesentlich besser ausgebildete
limbische Strukturen als mehr verborgen lebende, meist in der Dämmerung jagende
Insektenfresser. Ähnliche Unterschiede fanden sich im Vergleich von Wild- und Haus-
tieren. Offensichtlich erfordere die Lebensweise der erstgenannten Tierarten mehr
Angespanntsein, Aufmerksamkeit und Wachsamkeit „mit entsprechender Ausbildung
zentralnervöser Systeme" als die der zweiten Gruppe.

Als bevorzugte Störstellen der emotionalen Sphäre haben sich auf-
grund experimenteller Arbeiten und anatomischer Studien außer dem
Nucleus amygdalae mit seinen Verbindungen die frontobasale Region mit
Gyrus cinguli und das Zwischenhirn-Syndrom mit *Hypothalamus* und
Hirnstamm als Zentrum herausgeschält. Diese Regionen sind auch in der
Humanpathologie als Störstellen bekannt. Bei verschiedenartigen Schädi-
gungen des Hypothalamus wurden maniforme Syndrome beschrieben.
Experimentell wurde man auf den ventromedialen Kern des lateralen
Hypothalamus aufmerksam. Bei bilateraler Läsion des ventromedialen
Kerns konnten bei Affen Wutreaktionen erzeugt werden (Corsellis, 1976).
Hassler und Riechert (1957) berichteten über „diencephale Anfälle" mit
starker Erregtheit und psychomotorischer Unruhe sowie erheblichen vege-
tativen Erscheinungen über eine Woche nach doppelseitiger stereotakti-
scher Unterbrechung beider Fornices mit transneuronalen Degenerationen
im Corpus mamillare und des Nucleus anterior des Thalamus. Bereits
Tönnis und Schürmann (1949) haben bei Schläfenlappengeschwülsten mit
Übergreifen auf das „limbische System" ausgeprägte depressive Zustände
beobachtet. Auch van der Horst (1964) wies auf schon im Alter von
20 Jahren beginnende emotionale Störungen bei einem Glioblastom mit
Ausbreitung im „limbischen System" hin. Pilleri (1967) beschrieb affektive

Störungen bei einem Fall mit ausgedehnten vasculären Läsionen der Orbitalregion, des vorderen Gyrus cinguli, des Ammonshorns und der Nuclei amygdalae beider Hemisphären ohne Klüver-Bucy-Syndrom. Neuerdings berichteten Minauf und Jellinger (1970) über emotionale Störungen, begleitet von Gedächtnis- und Merkfähigkeitsstörungen bei lokal umschriebener, im wesentlichen auf das linke Uncusgebiet und den linken Nucleus amygdalae beschränkter, ätiologisch ungeklärter chronisch-granulomatöser Encephalitis vom Typ des M. Boeck unter Mitbeteiligung von Ammonshorn und Gyrus parahippocampalis.

1.4 Ausbreitung und Schwerpunkte des atrophisierenden Prozesses

1.4.1 Material und Methodik

Von 1966 bis zum Abschluß der Serie 1977 konnten bei insgesamt 1.453 Sektionen 27 Picksche Atrophien histologisch verifiziert werden. Untersucht wurden anhand von Hemisphärenschnitten der Großhirnhemisphären beider Seiten die Frontalregion in Schnitthöhe des Balkenknies mit dem vorderen Gyrus cinguli, ferner der Nucleus amygdalae mit der Regio periamygdalaris, der Uncus mit entorhinaler Rinde, die hintere Parietalregion mit hinterer Hippocampusregion und hinterem Abschnitt des Gyrus cinguli, die Occipitalregion; hinzu kommen Übersichten der mittleren Medulla oblongata, einer Kleinhirnhemisphäre und in einigen Fällen auch des Rückenmarks. Einbettung teils in Paraffin, teils in Celloidin. Färbungen mit den üblichen Methoden der Neuropathologie zur Zell-, Markscheiden- und Gliadarstellung, ferner Silberfärbung nach Bodian zur Darstellung der Axone. Mit den gleichen Methoden erfolgten Nachuntersuchungen in den entsprechenden Regionen an 11 geeigneten früheren Fällen.

Spezielle Methoden: Silberfärbung nach Bielschowsky und eine spezielle Methode zur Darstellung der argentophilen Kugeln (nach Tsujiyama [4]) am Ammonshorn und an einer Atrophieregion (Polregion) des Schläfenlappens, an letzterer auch Fettmethoden mit Sudan III/IV nach Pearse. Ferner zur Erfassung von Frühveränderungen in einigen Fällen (vor allem Fall 12) Osmium-Modifikationen an frisch entnommenen Blöcken aus weniger atrophischen Regionen der hinteren oberen Parietalregion: Osmium-Tetroxyd-Alpha-Naphthylamin (OTAN) zur Lipiddarstellung sowie NaOH-OTAN nach Adams für Sphingomyeline, ferner Osmium-Modifikation nach Swank und Davenport.

1.4.2 Allgemeine Lokalisationsfragen charakteristischer Ausbreitungsarten

Die cyto-myeloarchitektonischen Untersuchungen an den Hemisphärenpräparaten in vorderen und hinteren Schnittebenen des Schläfenlappens beider Seiten ergaben ein überraschend einheitliches *Grundmuster des atrophisierenden Prozesses.* Mit nur einer Ausnahme, einem Konvexitätsfall (Fall 8), handelte es sich in allen Fällen um *fronto-temporale Basalfälle*

---

4   Für die freundliche Mitteilung der Silbermethode danke ich Herrn Prof. Tsujiyama, Tokio.

(Tabelle 1), vereinzelt auch mit durchschnittlich leichterer Beteiligung der Parietalregion. Dabei wird das Grundmuster dieser Atrophie – mit beiderseits etwas differierendem Atrophiegrad – bis auf geringfügige Einzelheiten genau eingehalten.

Als Beispiel einer charakteristischen Prozeßausbreitung sei der Befund unseres *Falles 26* (Pa. S.-Nr. 184/72) (Tabelle 1) wiedergegeben. Es handelt sich dabei um einen *frontotemporalen Basalfall* (Abb. 2). Auf der überwiegenden *rechten Seite* stärkste Atrophie im Gyrus parahippocampalis in Schnitthöhe der vorderen Hippocampusregion mit totaler Verödung der Rinde; die Markscheiden sind an dieser Stelle, an der Basis des Schläfenlappens, nahezu völlig zugrunde gegangen – *untere Grenze der Atrophie* (Abb. 3). Die Formationen des Hippocampus sind erhalten geblieben, Pyramidenzellband und Subiculum zeichnen sich gut ab; in letzterem leichte Rarefizierung und Schwellungszustände der Nervenzellen (Nz). Im Gyrus fusiformis sind die Schichten II, V und VI zwar erhalten, jedoch deutlich geschädigt. Schicht III ist vollkommen verödet. Extreme Nz-Schwellungen der Schicht II; auch in den übrigen Schichten überwiegen überall die Zellschwellungen. Verfolgt man die Schläfenlappenrinde nach oben, so ist die Schicht III im Gyrus temporalis inferior und medius noch atrophisch. Die Cytoarchitektonik bessert sich allmählich bis zur Kuppe des Gyrus temporalis superior, hier keine sichere laminäre Atrophie mehr. Wieder zunehmende Atrophie innerhalb der

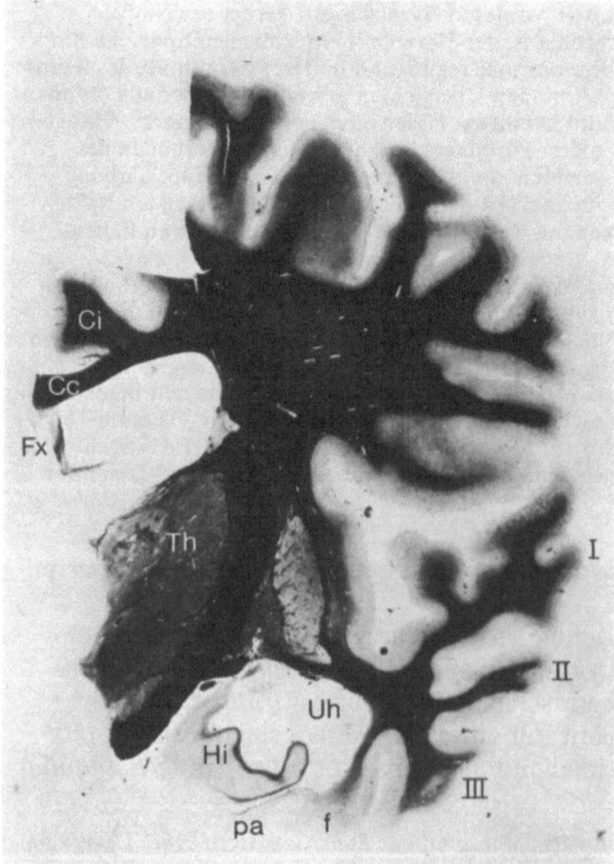

Abb. 2. Fall 26. Übersicht der rechten Hemisphäre. Frontotemporaler Basalfall. *Hi* vordere Hippocampusregion; *pa* Gyrus parahippocampalis; *f* Gyrus fusiformis; *I–III* Gyri temporalis superior, medius und inferior; *Uh* Unterhorn des Seitenventrikels; *Th* Thalamus; *Cc* Corpus callosum; *ci* Gyrus cinguli; *Fx* Fornix. Heidenhain-Woelcke x 1,0

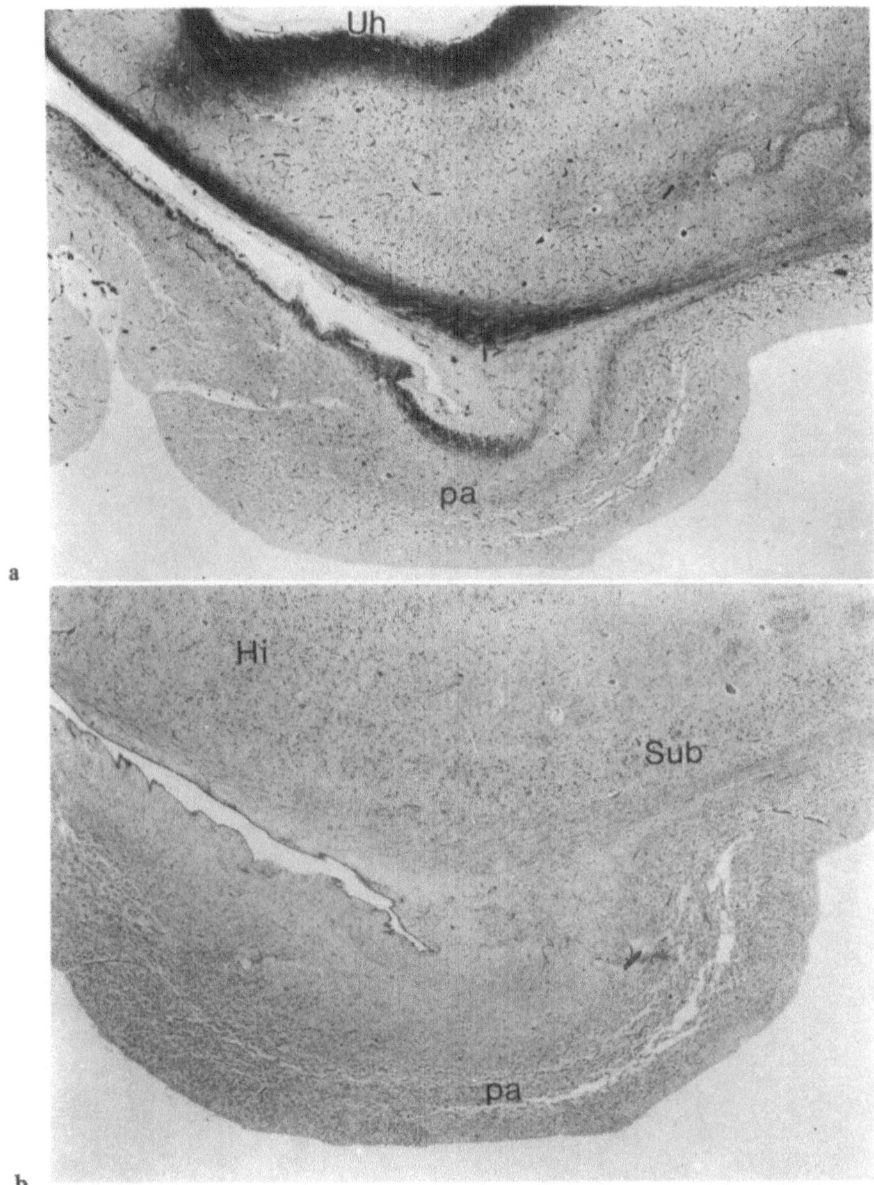

Abb. 3a,b. Ausschnitt aus Abb. 2, Basis, Gyrus parahippocampalis. Schwerpunkt und untere Grenze der Atrophie. *pa* Gyrus parahippocampalis; *Hi* Hippocampus; *Sub* Subiculum; *Uh* Unterhorn. a Heidenhain-Woelcke, x 7,6; b Kresylviolett, x 8,5

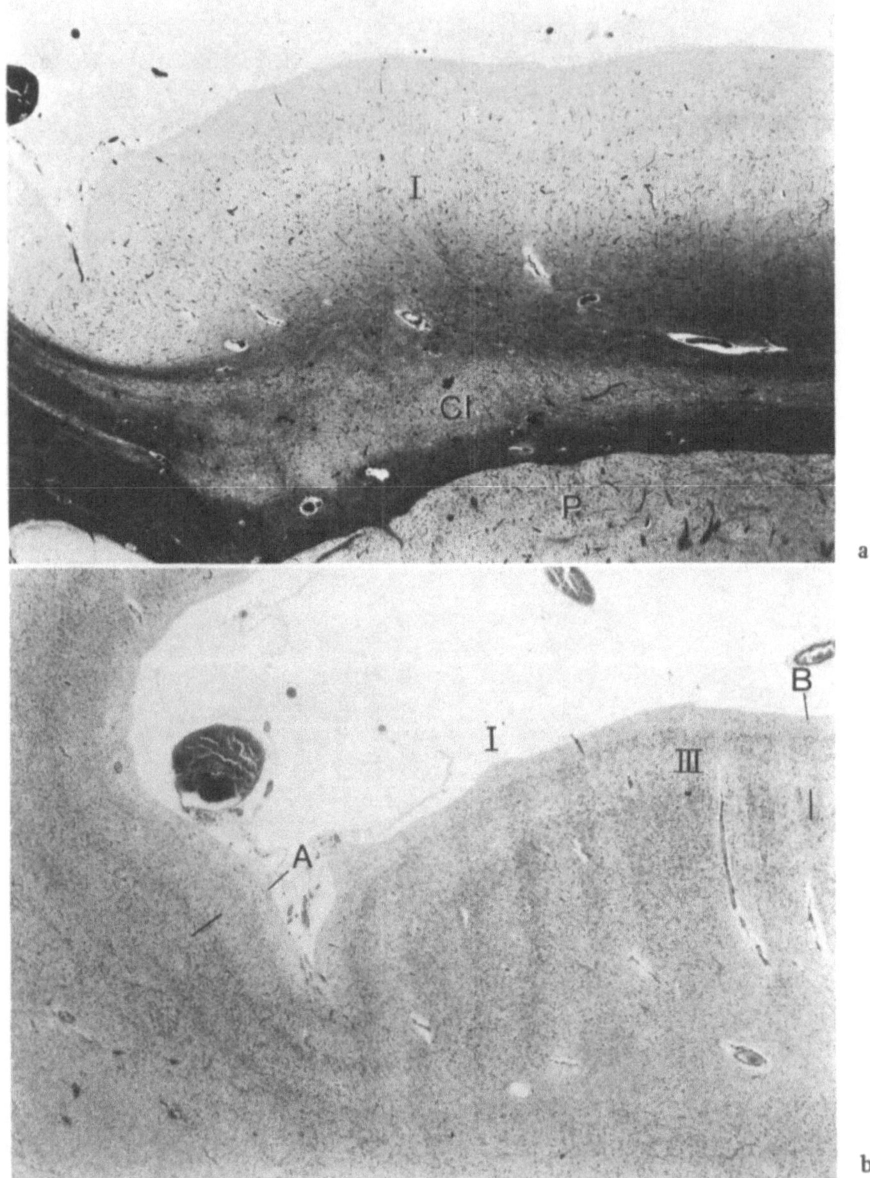

Abb. 4a,b. Fall 26. Ausschnitt aus der oberen Atrophiegrenze, ventraler Abschnitt der Insel. **a** *I* Inselrinde; *Cl* Claustrum; *P* Putamen. Heidenhain-Woelcke, x 7,6; **b** gleiche Region, *A, B* ventraler Inselabschnitt mit Atrophie der Schicht III. Kresylviolett, x 8,5

ventralen Oberfläche des Gyrus temporalis superior gegen die Fissura Sylvii zu, schwere Atrophie in der *ventralen Inselhälfte.* Diese zeigt sich in einer Degeneration der Markscheiden mit corticaler und subcorticaler Aufhellung im Markscheidenpräparat; im Zellpräparat betrifft sie die oberen Rindenschichten mit Schwerpunkt in der Schicht III (Abb. 4). Die lokal begrenzte Atrophie stellt die *obere Grenze des atrophisierenden Prozesses* innerhalb des Schläfenlappens dar. In der dorsalen Insel Besserung der Cytoarchitektonik bis zum normalen Rindenaufbau. Eine ganz leichte Atrophie greift noch etwas auf die Rinde des frontalen Opercularisgebietes über, weiter oben dann keine sicheren Ausfälle mehr. Innerhalb der Konvexität laminäre mittelgradige Atrophie erst wieder im *Gyrus cinguli,* wobei der zum limbischen System gehörende Anteil am stärksten ergriffen ist. Die Atrophie greift auch etwas auf Feld 24 c über, die Ausfälle sind hier nicht ganz sicher abgrenzbar, gehen aber nicht wesentlich über 24 c hinaus. In der Gliadarstellung nach Holzer leichte gliosfibrilläre Wucherungen im Mark und verstärkte Randsklerose. Degeneration vor allem der *Tangentialfaserschicht,* stärkerer Markscheidenzerfall im Feld Hi. im Woelcke-Präparat. Im übrigen spielen sich die Veränderungen nur in den oberen Rindenschichten ab. Nur leichte Entmarkung des Fornix (Abb. 5). Auf der *linken Seite* ist das Atrophiemuster des temporalen Basalfalls ganz ähnlich, nur der Grad der Atrophie im ganzen ist geringer. Im vorderen Hippocampusgebiet Schwellung vieler Nervenzellen bei sonst erhaltenem Pyramidenzellband des Subiculum. Auch in den übrigen Regionen des Schläfenlappens mit Atrophie überwiegen z.T. extreme Zellschwellungen. An der Basis beginnt die Atrophie am Übergang des Subiculums zum Gyrus parahippocampalis (Abb. 6), der nach cranial hin eine zunehmende Verödung

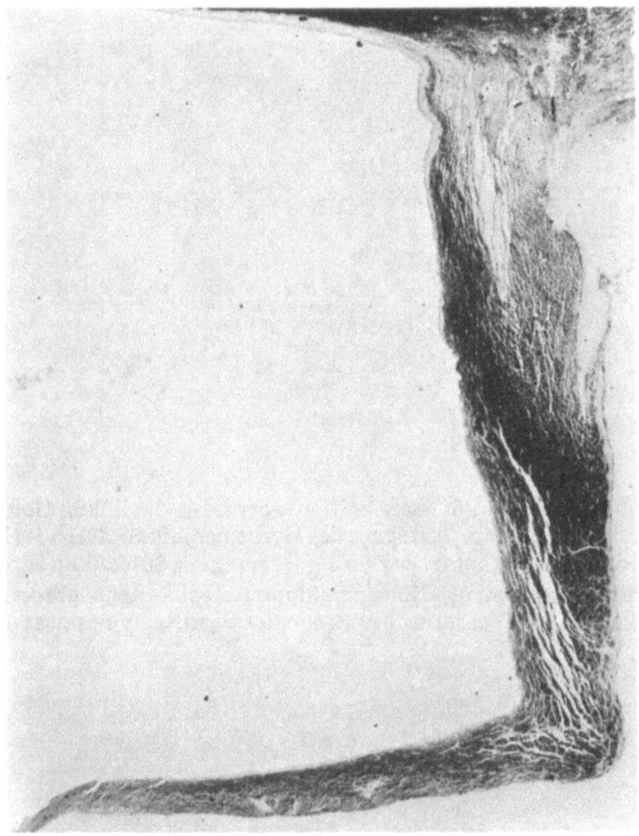

Abb. 5. Fall 26. Rechter Fornix. Heidenhain-Woelcke, x 8,8

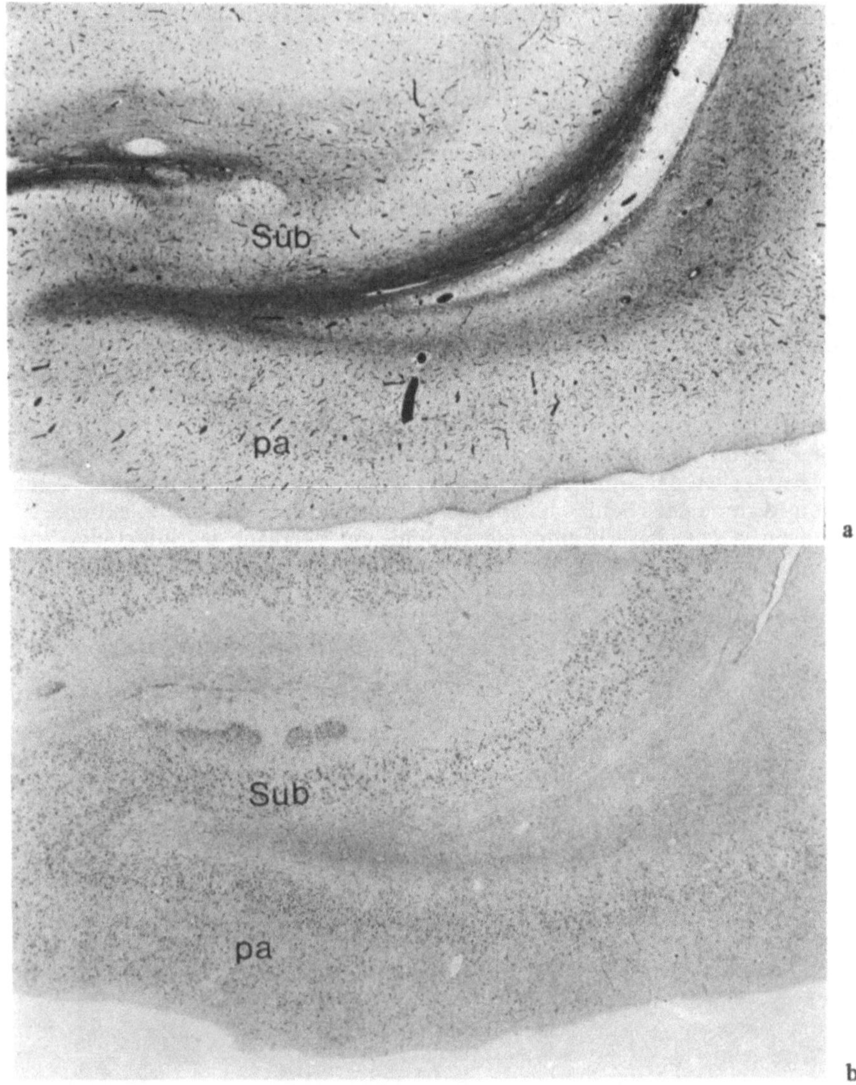

Abb. 6a,b. Fall 26. Ausschnitt aus der Basis der linken Hemisphäre, ähnliche Schnitthöhe wie in Abb. 3. Region des Gyrus parahippocampalis (Regio entorhinalis), untere Grenze der Atrophie. Beginn am Überang des Subiculum zum Gyrus parahippocampalis. *Sub* Subiculum; *pa* Gyrus parahippocampalis (Regio entorhinalis). a Heidenhain-Woelcke, x 8,5; b Verödung der Rinde des Gyrus parahippocampalis. Nissl, x 8,5

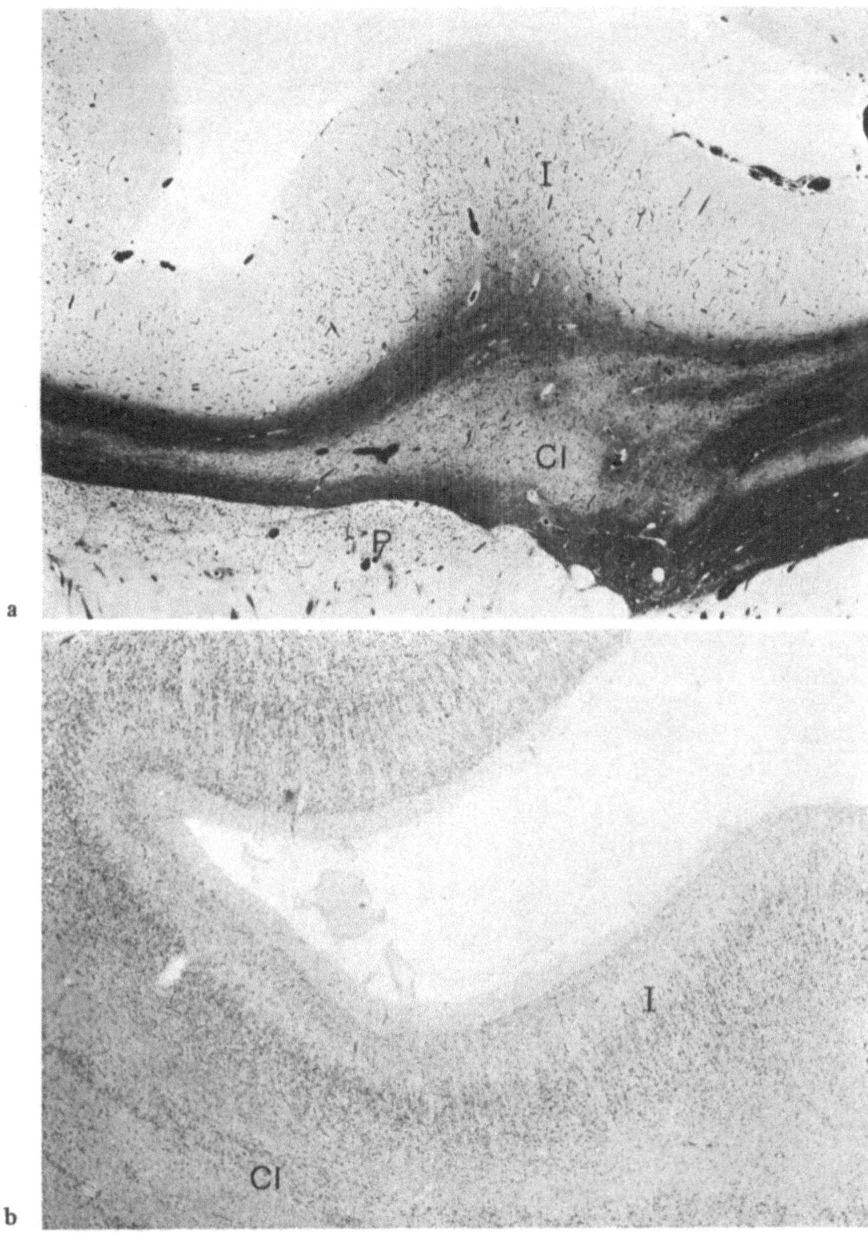

Abb. 7a,b. Fall 26. Ausschnitt aus der oberen Atrophiegrenze, ventrale Inselregion.
I Inselrinde; *Cl* Claustrum; *P* Putamen. **a** Auffallende Blässe der Markscheiden cortical,
geringer subcortical. Heidenhain-Woelcke, x 7,5; **b** Atrophie der unteren Inselhälfte in
Schicht III. Nissl, x 8,5

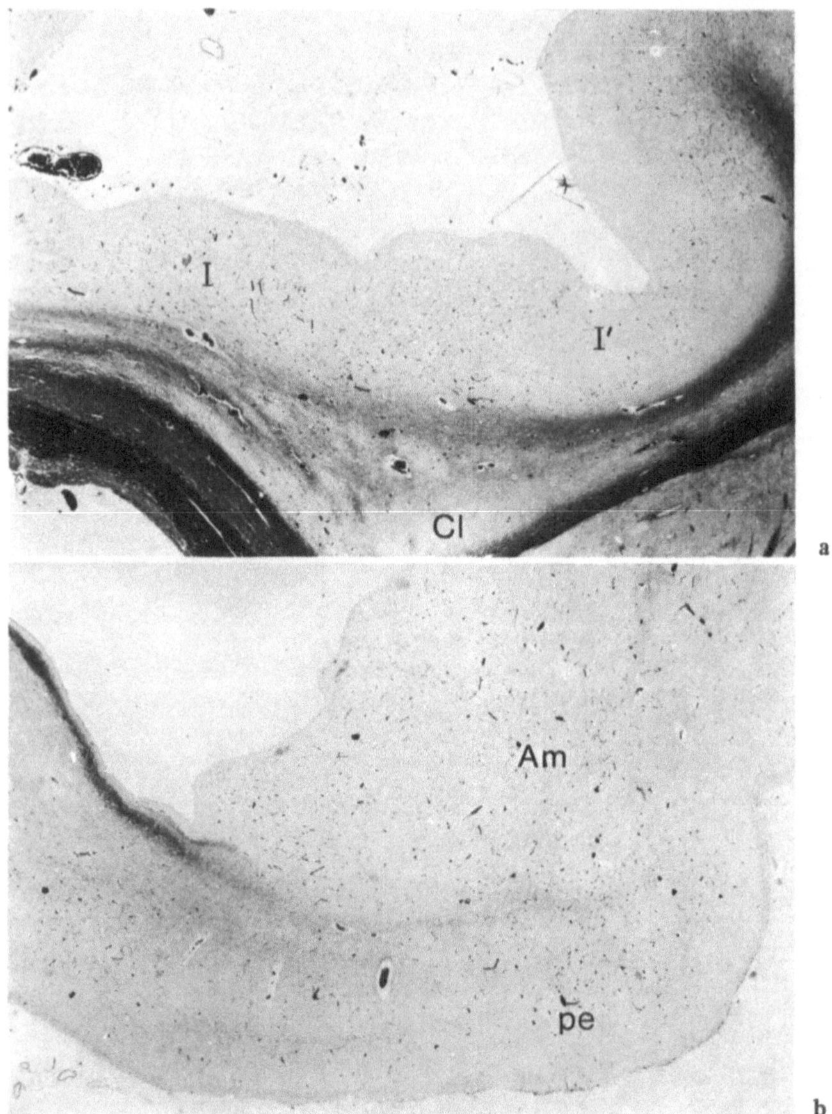

Abb. 8a,b. Fall 27. Linke Frontalhemisphäre. Ausschnitte aus der oberen und unteren
Grenze der Atrophie. a Obere Atrophiegrenze mit Entmarkung. *I* Region der ventralen
Insel; *I'* dorsale Insel; *Cl* Claustrum. Heidenhain-Woelcke, x 6,3. b Nucleus amygdalae
und untere Atrophiegrenze. *Am* Nucleus amygdalae; *pe* Regio periamygdalaris. Heidenhain-Woelcke, x 6,3

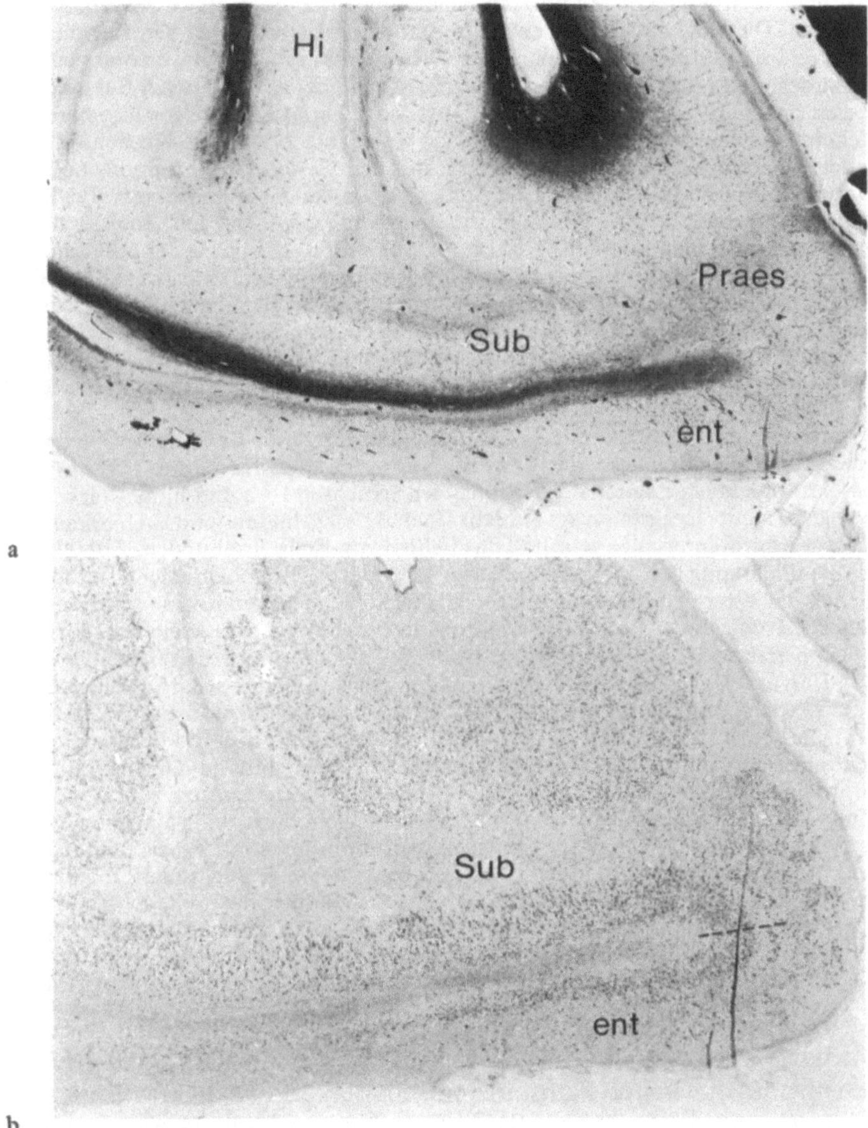

Abb. 9a,b. Fall 13. Rechte Hemisphäre in Höhe der Hippocampusregion. Ausschnitt aus der Basis mit scharfer Grenze der Atrophie vom Subiculum zum Gyrus parahippocampalis (Regio entorhinalis). *Hi* Hippocampus; *Sub* Subiculum; *Praes* Praesubiculum; *ent* Regio entorhinalis − Gyrus parahippocampalis. **a** Heidenhain-Woelcke, x 7,8. **b** Verödung im Grau des Gyrus parahippocampalis, Nissl. x 7,8

erkennen läßt, wobei in den unteren Rindenschichten noch einige Nz erhalten geblieben sind. Die relativ scharfe Grenze der Atrophie ist auch durch den Kontrast bei corticaler und subcorticaler Aufhellung des Gyrus parahippocampalis im Markscheidenpräparat definiert (Abb. 6a). Im *Gyrus fusiformis* ist, bei gut erhaltener Schicht II, im wesentlichen die Schicht III verödet. Der *Gyrus temporalis inferior* läßt bereits keine sichere laminäre Atrophie mehr erkennen, wenn auch noch viele NZ-Schwellungen auffallen. Charakteristisch ist wieder das Muster der *oberen Atrophiegrenze* des Schläfenlappens mit isolierter Verödung der Schicht III in der Tiefe der Fissura Sylvii und etwas geringerer Atrophie innerhalb der *ventralen Inselregion* mit hauptsächlich corticaler Markscheidendegeneration (Abb. 7). Schwellungszustände der erhaltenen Nz. Keine Atrophie der dorsalen Insel und der Rinde der Konvexität bis auf den *Gyrus cinguli*. Atrophisch sind hier nur die Felder Hi. und 33 Br., die zum limbischem System gehören. Der geringe Grad der Atrophie auf der linken Seite läßt sich auch an der Markscheidenfärbung ablesen. Hier ist die Darstellung der Markscheiden im Mark auch in den unteren Schläfenlappenwindungen wesentlich besser. Sie sind in der Rinde *meist nur an der Mark-Rindengrenze* schwach darstellbar.

In unserem *Fall 27* (Sche., S.-Nr. 40/73) ist die *obere und untere Grenze der Atrophie* in mittleren Schnitthöhen des Frontalhirns noch etwas stärker akzentuiert, wobei das Atrophiemuster, laminäre Atrophie der Schichten III a und b, bei stärkeren Atrophiegraden mit Übergreifen auf Schicht II, exakt eingehalten wird. Bemerkenswert ist in diesem frontotemporalen Basalfall das Fehlen von Zellschwellungen. Abbildung 8 zeigt die Beschränkung der oberen Grenze der hier mittel- bis hochgradigen Atrophie auf das Gebiet der ventralen Insel mit starker Markscheidendegeneration sowie die Atrophieakzentuierung an der Basis mit Verödung der Regionen des Nucleus amygdalae und der Regio periamygdalaris. In der Rinde ist keine Schicht mehr erhalten geblieben.

Hervorzuheben ist schließlich die in den meisten Fällen scharf definierte untere Grenze der Temporalatrophie innerhalb der Region des Ammonshorns, z.B. in *Fall 13* (Tabelle 1). In Schnitthöhe des Parietale und Mittelhirns liegt die untere Grenze der Atrophie, hier auf der überwiegenden linken Seite, ebenfalls an der Basis mit scharfer Grenze am Übergang der allocorticalen Rinde des *Praesubiculums* zum *Gyrus parahippocampalis,* wo es zu einer fast vollkommenen Verödung mit nur noch wenigen, stark geschwollenen Nz gekommen ist. Das Ammonshorn mit Fascia dentata, Endblatt und Paramidenzellband ist, wie in den meisten anderen Fällen, unauffällig; nur im Subiculum und Praesubiculum streckenweise verbreitete, hie und da auch extreme Nz-Schwellungen. Dementsprechend zeichnet sich auch im Markscheidenpräparat eine scharfe Grenze ab, die etwa in der Mitte des *Gyrus parahippocampalis* verläuft (Abb. 9). Weiter oben laminäre Atrophie nur in der Temporalregion und im unteren Parietale.

In allen typischen, nicht stärker überlagerten temporalen Basalfällen wird dieses Atrophiemuster im wesentlichen in einer für Systemerkrankungen charakteristischen Konstanz eingehalten und ist als *Grundmuster der Atrophie* anzusehen (Abb. 10). In 5 Fällen wurde die Grenze nach unten (in die Ammonshornregion) und in 4 Fällen nach occipital überschritten (Tabelle 1), in keinem Fall jedoch nach oben in die Region der dorsalen Hälfte der Insel. Besonders bemerkenswert ist, daß die Rinde der Basis des Schläfenlappens bis in hintere Regionen meist graduell gleichmäßig atrophisch ist, mit und ohne Grenzüberschreitungen zur Occipitalregion. Damit können wir ähnliche Befunde einer früheren Untersuchungsreihe bestätigen (H. Jakob, 1960, 1969). Es handelt sich hier zweifellos um eine lokal nur relativ definierte basale frontotemporale Atrophie. Quantitative Differenzen des atrophisierenden Prozesses ergeben sich im Seitenvergleich, je nach Überwiegen einer, meist der linken Seite. Nur in 4 unserer Fälle ist die rechte Seite bevorzugt atrophisch (Tabelle 1).

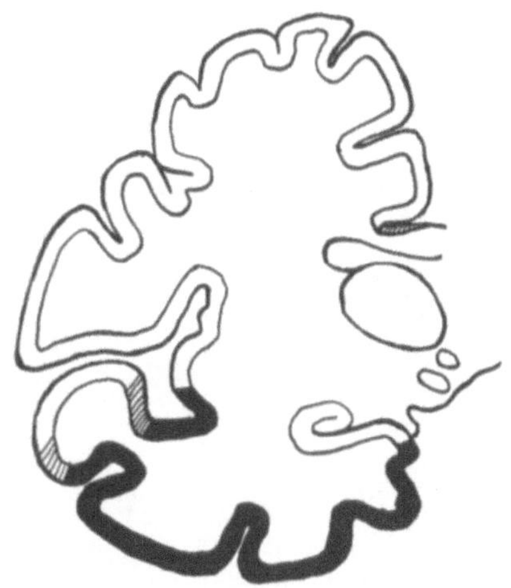

Abb. 10. Schema des Grundmusters des atrophisierenden Prozesses. ▄▄ schwerer Grad der Atrophie; ▨▨ leichte Atrophie oberer Rindenschichten

1.4.3 Besondere Lokalisationsfragen. Beteiligung allocorticaler Regionen und anderer entwicklungsgeschichtlich alter Systeme besonders in bezug auf das limbische System

1.4.3.1 Die dorsale paralimbische Zone – der supracommissurale dorsale Teil des Gyrus cinguli

In nahezu allen untersuchten, cytoarchitektonisch nicht wesentlich überlagerten Fällen ist der *vordere Gyrus cinguli* dorsal auf beiden Seiten meist klar abgrenzbar atrophisch, wobei sich die laminäre, meist auf die oberen Rindenschichten begrenzte Atrophie immer am stärksten ausgeprägt auf die Felder Hi. und 33 Br., die Area infraradiata ventralis (IRv) nach Rose, erstreckt. Nur in 2 Fällen ist diese Region, die Regio cingularis periarchicorticalis (Stephan, 1975) auf einer Seite nicht atrophisch. In geringerem Grade erstreckt sich die Atrophie dann meist noch auf die Area infraradiata dorsalis oder die Felder 24 a und b Br. (Tabelle 1). Das Feld 24 c Br., Area medioradiata nach Rose, bleibt bei den klar abgegrenzten Fällen ausgespart; es gehört nicht mehr sicher zum limbischen Gürtel (Stephan, 1964, 1975). Dagegen sind die erwähnten atrophischen Regionen allocortical und werden im allgemeinen zum limbischen System gerechnet (s. 1.3). Die Beschränkung des atrophisierenden Prozesses auf die allocorticalen Areae im dorsalen Abschnitt des vorderen Gyrus cinguli zeigt Abbildung 11. Nicht so häufig ist der hintere Abschnitt des Gyrus cinguli mit den zum limbischen System gehörenden Feldern Hi., 26 und 29 Br. atrophisch[5]. Nur in einem Fall betraf die Atrophie beide Felder, in einigen nur das Hippocampusrudiment. Eine Übersicht über die Atrophieverbreitung bei den einzelnen Fällen gibt Tabelle 1.

---

5   Zur Vereinfachung richten wir uns hier nach Brodmann.

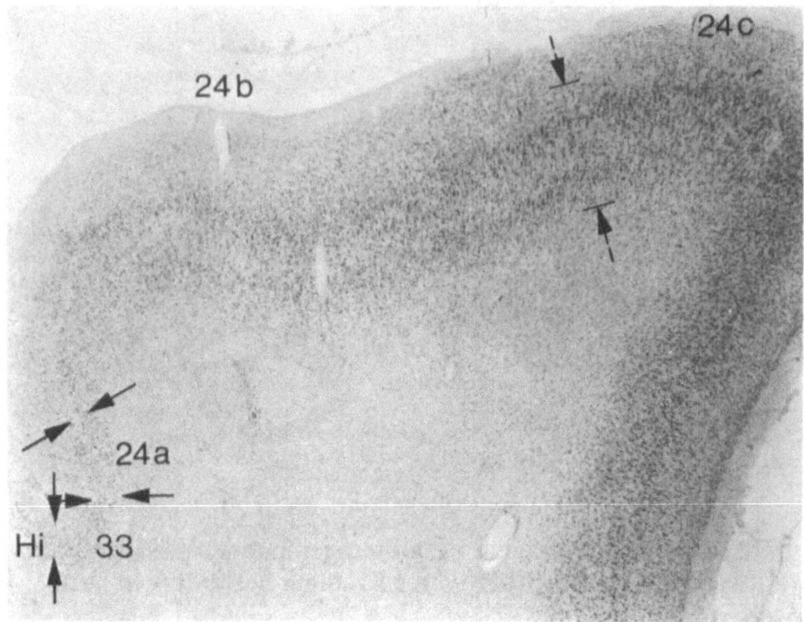

Abb. 11. Fall 10. Rechter vorderer Gyrus cinguli — dorsale paralimbische Zone. Atrophie in den zum limbischen System gehörenden Feldern. *Hi* Hippocampusrudiment; *33* Area infraradiata ventralis Rose; *24a* Area infraradiata intermedia Rose; *24* b Area infraradiata dorsalis Rose; *24c* Area medioradiata anterior Rose. Kresylviolett, x 8,5. (Nach Stephan, 1964)

1.4.3.2 Die ventrale paralimbische Zone — der ventrale Teil des Gyrus cinguli

Es handelt sich dabei um die allocorticale Rinde des ventralen Gyrus cinguli mit den Felder 33 und 24 Br sowie der Area 25 Br., die als Area subgenualis ebenfalls zur Regio cingularis periarchicorticalis gehört (Stephan, 1975). Als „ventrale paralimbische Zone" wurde sie gleichfalls in den limbischen Gürtel einbezogen (Sanides, 1962). Die orbitomedian gelegene Zone stellt in allen unseren Fällen *die am stärksten beteiligte Region der vorderen Frontalhemisphäre* dar. Meist ist sie auf beiden Seiten ergriffen (Tabelle 1), wobei auf der weniger betroffenen Seite der Gyrus rectus oft nicht mehr sicher atrophisch ist. In mehreren Fällen sind auch der etwas mehr vorn gelegene palaeocorticale Gyrus subcallosus und die Area adolfactoria unterhalb des Septums fast vollkommen verödet (Abb. 12, 13), ebenso wie bei fortgeschrittenen frontotemporalen Basalfällen in der Regel hintere Abschnitte der Orbitalregion einschließlich der Area praepiriformis beteiligt sind. Etwas weiter vorn zeigt die ventrale paralimbische Zone ebenfalls mittel- bis hochgradige Atrophie.

Die linke Hemisphäre ist beispielsweise bei unserem *Fall 20* (Wi. S.-Nr. 172/70) quantitativ stärker betroffen als die rechte. Besonders betont ist die Atrophie auf der linken Seite mediobasal unterhalb des Balkens, der allocorticalen Rinde der ventralen para-

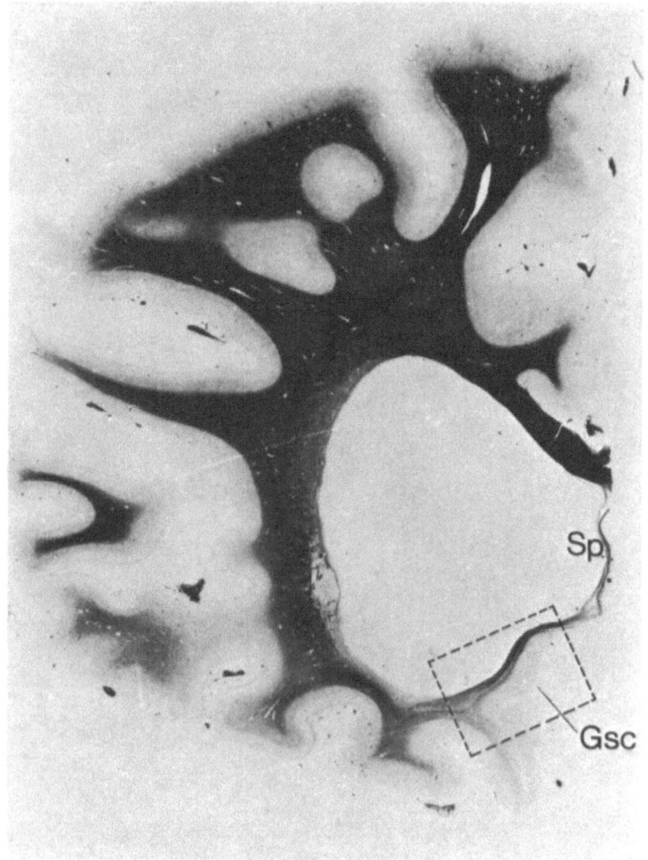

Abb. 12. Fall 16. Linke Frontalhemisphere mit Atrophie an der Basis. Corticale und subcorticale Aufhellung im Markscheidenpräparat. *Sp* Septum; *Gsc* Gyrus subcallosus. Heidenhain-Woelcke, x 1,0

limbischen Zone des Gyrus cinguli, die zur Regio cingularis periarchicorticalis gehört. An dieser Stelle ist die Rinde mit den Feldern 24 a und b Br. dicht unterhalb des Balkenknies stark atrophisch; ein Vergleich mit einer ventralen paralimbischen Zone ohne Ausfälle mag dies verdeutlichen (Abb. 14). Die Atrophie ist in der periarchicorticalen Rinde unter dem Balken, in den Feldern 24 a und b Br., am stärksten, hat hier alle Rindenschichten ergriffen (Abb. 15a) und nimmt gegen das isocorticale Feld 24 c und den Gyrus rectus *kontinuierlich an Intensität ab*, kenntlich im Markscheidenpräparat an einer schwerpunktmäßig akzentuierten Aufhellung (Abb. 15b). In der Verfolgung der Rinde der Region des Gyrus rectus an der Basis beschränkt sich die Atrophie im wesentlichen noch auf Schicht III. Die Atrophie dieser Schicht läßt sich innerhalb des Neocortex der Orbitalregion noch eine Strecke weit nach lateral verfolgen. Etwa in der Mitte der Orbitalregion kann man dann keine sicher laminär abgrenzbare Atrophie der Rinde mehr feststellen.

Der *Schwerpunkt der Atrophie* liegt demnach hier *nicht im Neocortex,* sondern in der *allocorticalen Rinde der ventralen cingulären periarchicorticalen Region* [6]. Auf der weniger ergriffenen rechten Seite fällt bei geringerer

---

6   Eine ganz ähnliche Lokalisation der Atrophie, bezeichnet als orbitaler Schrumpfungsherd, zeigen Lüers und Spatz (1957) in ihrem Handbuchbeitrag (s. 642), wobei es sich zweifellos ebenfalls um einen starken Ausfall in dieser Region handelt.

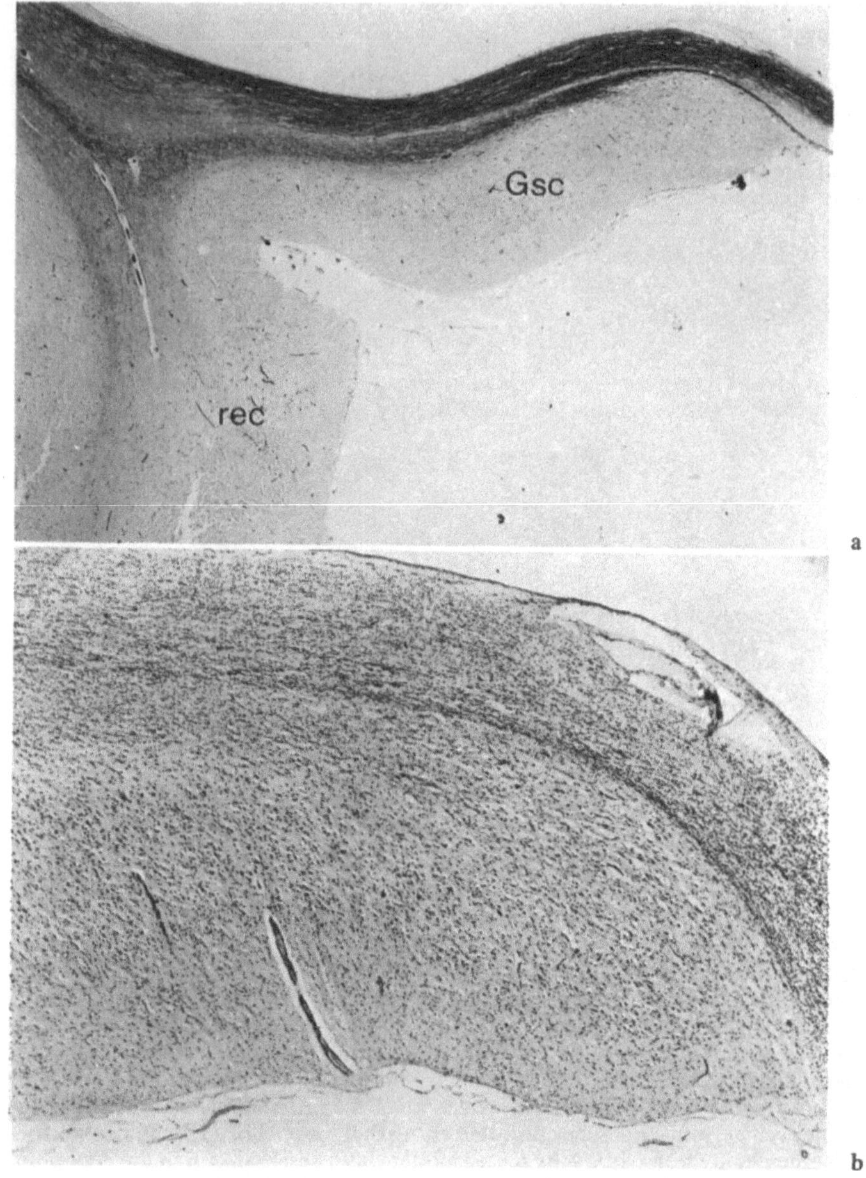

Abb. 13a,b. Ausschnitt aus Abb. 12, Basis. Atrophie des Gyrus subcallosus und der Area adolfactoria. **a** *Gsc* Gyrus subcallosus; *rec* Gyrus rectus. Heidenhain-Woelcke, x 6,3. **b** Verödung der Rinde des Gyrus subcallosus. Kresylviolett, x 26,5

laminärer Atrophie der oberen Rindenschichten (Schicht III) und bei fehlender Myeloarchitektonik der Rinde gewöhnlich nur eine leichte Blässe im Mark auf. In allen Fällen ist jedoch der ventrale Gyrus cinguli wesentlich stärker ergriffen als der dorsale.

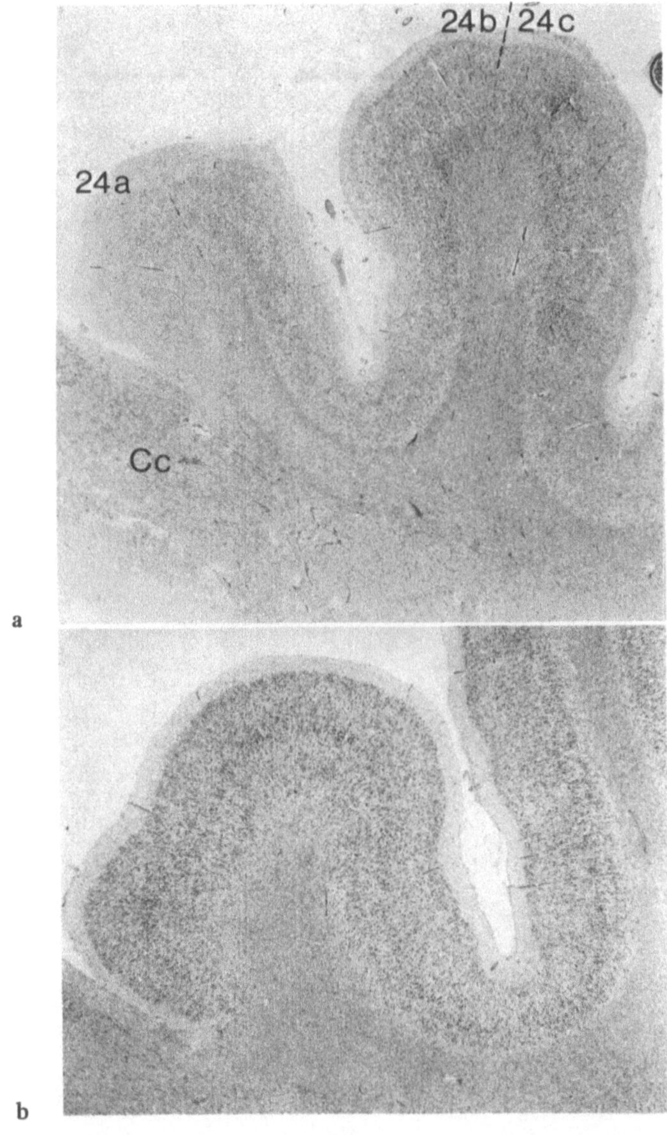

Abb. 14. a Fall 20. Ventraler Teil des vorderen Gyrus cinguli. Atrophie der linken Regio cingularis periarchicorticalis. *24a, b, c* Feldereinteilung nach Brodmann (vgl. Abb. 11); *Cc* Corpus callosum. Kresylviolett, x 7,6. **b** Vergleichspräparat. Gleiche Region ohne Atrophie. Kresylviolett, x 7,6

1.4.3.3 Nucleus amygdalae mit Uncus – Stria terminalis – Regio entorhinalis – Ammonshorn – Fornix

Der *Nucleus amygdalae* und der *Uncus mit vorderer entorhinaler Rinde* waren schon früher durch ihre häufige Beteiligung bei der Pickschen

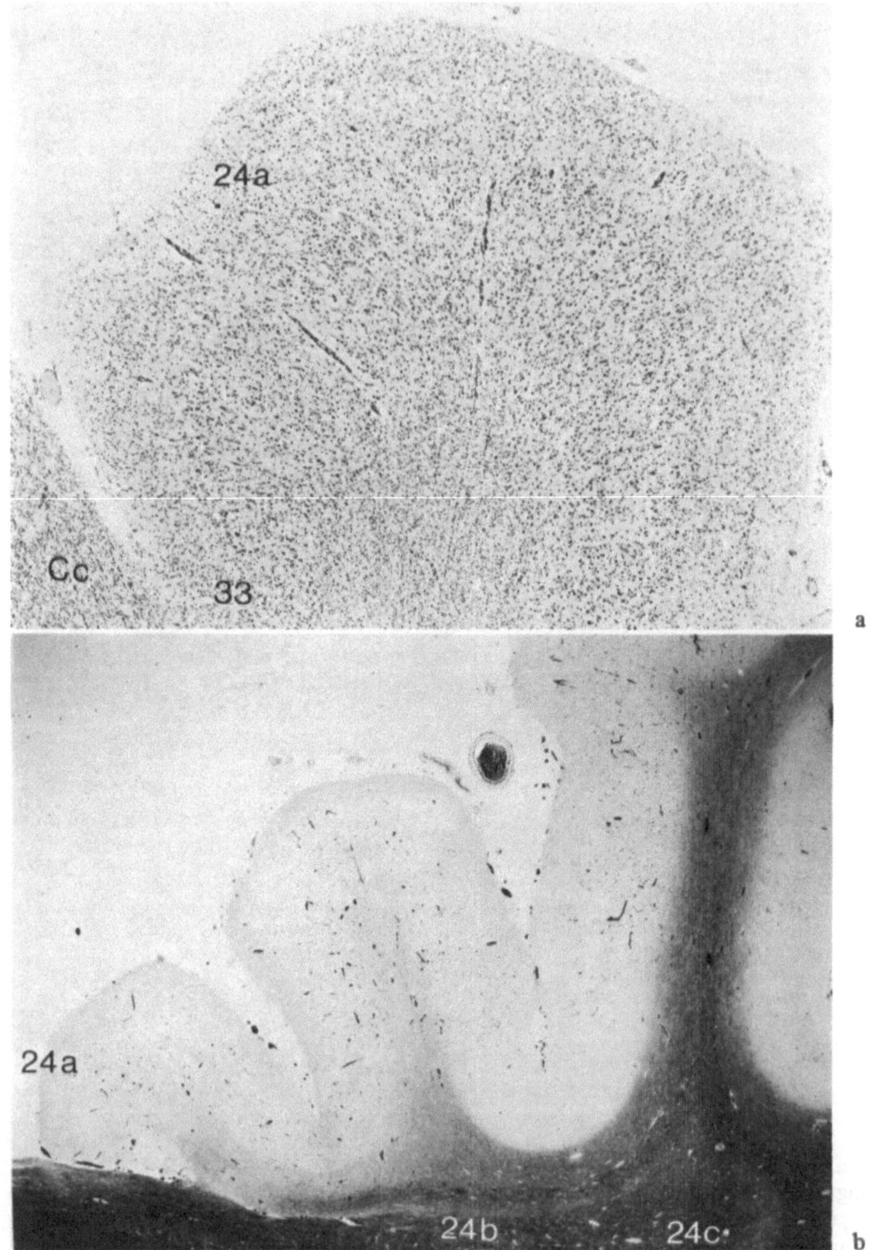

Abb. 15a,b. Fall 20. Betonte Atrophie der allocorticalen Regio cingularis periarchicorticalis unter dem Balkenknie (Felder *33, 24a u. b Br.*); *Cc* Corpus callosum. a Erhebliche Atrophie der allocorticalen Rinde. Kresylviolett, x 23,5. b In Richtung auf die neocorticale frontobasale Region abnehmende Entmarkung allocorticaler Felder. Heidenhain-Woelcke, x 6,3

Atrophie aufgefallen (Löwenberg et al., 1939; v. Bagh, 1946; Lüers u.
Spatz, 1957; H. Jakob, 1960, 1969). In allen hier untersuchten Fällen
sind die beiden benachbarten Grisea am atrophisierenden Prozeß beteiligt,
wobei die fast völlige Verödung des Uncus in zahlreichen temporalen
Basalfällen besonders bemerkenswert ist (Tabelle 1). Der Nucleus amygdalae ist in diesen Fällen stark geschrumpft, gliös-sklerotisch (Abb. 16a,b),
nahezu alle Nz sind entweder zugrundegegangen (Abb. 16c) oder in Form
ubiquitärer, ausgeprägter Nz-Schwellungen beteiligt. Meist ist der ganze
Kern atrophisch; eine Bevorzugung einzelner Kernareale ließ sich nicht
sicher nachweisen, wenn auch vielfach die der Rinde der Regio periamygdalaris benachbarten Regionen stärker atrophisch sind, in Abb. 16a durch
eine betonte Gliose angedeutet.

Stria terminalis. Eine konsekutive Degeneration dieser stärksten efferenten
Bahn des regelmäßig beteiligten Nucleus amygdalae (s. 1.3) ist zu erwarten
und konnte in allen Fällen festgestellt werden (Abb. 17), nur in zwei Fällen ist der Befund fraglich. Bislang berichteten nur Löwenberg et al. (1939)
bei einem Frühfall von 25 Jahren von einer Degeneration der vorderen
Commissur und der Stria terminalis.

Das *Ammonshorn* mit Fascia dentata, Endblatt und Pyramidenzellband, Subiculum und Praesubiculum ist in der Regel unauffällig. Die
untere Grenze der Atrophie liegt bei typischen temporalen Basalfällen mit
relativ scharfer Grenze am Übergang der allocorticalen Rinde des Praesubiculums zum *Gyrus parahippocampalis* (Regio entorhinalis), der selbst
meist völlig verödet ist (s. Fallbeschreibung S. 30). Der Grenzstreifen der
Atrophie (besonders gut sichtbar im Markscheidenpräparat) zieht sich
dabei etwa in der Mitte durch den Markstrahl des Gyrus parahippocampalis (Abb. 9). Dagegen gehört die daran anschließende hintere *Regio entorhinalis* in der Regel wiederum zu den am stärksten verödeten Rindenregionen an der Basis des Schläfenlappens. Diese scharfe, hintere basale
Grenze der Atrophie war in 16 diesbezüglich untersuchten Fällen 10mal
vorhanden. Die in 4 unserer Fälle beobachtete Einbeziehung des Ammonshorns in den atrophisierenden Prozeß (Tabelle 1) ist als seltenes Atrophiemuster bekannt. Es ist manchmal auch als bevorzugte Region hervorgehoben worden (C. u. O. Vogt, 1937; Schenk, 1939; v. Bagh, 1946; Lüers u.
Spatz, 1957 u.a.). Neuerdings berichtete Towfighi (1972) über einen Fall
einer „frühen Pickschen Krankheit" bei einem 53jährigen Mann, bei dem
nur Hippocampus, Gyrus fusiformis und Nucleus amygdalae einer Seite
atrophisch waren. Aufgrund unserer Erfahrungen an zahlreichen Fällen
stimmen wir mit Spatz überein, daß das Ammonshorn eine *Nebenlokali-
sation* im Rahmen der progressiven cerebrospinalen Systematrophie Picksche Krankheit darstellt. Besonders bemerkenswert ist schließlich das verhältnismäßig häufige Vorkommen von *argentophilen Kugeln* in der Hippocampusregion, wobei alle Nervenzellen nicht nur in der Rinde des Gyrus
parahippocampalis, sondern auch des Subiculum, des Pyramidenzellbandes
und der Fascia dentata argentophile Einschlüsse im Perikaryon enthalten
können (s. 2.3).

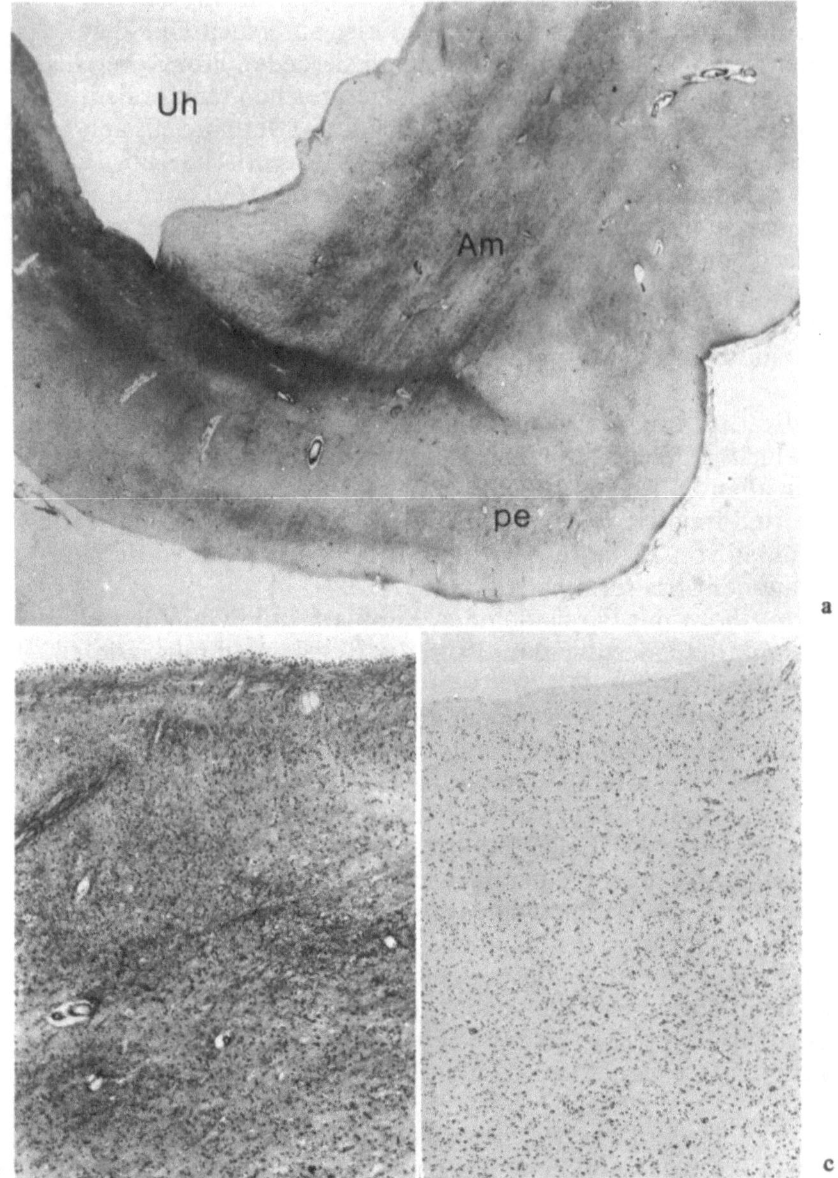

Abb. 16a–c. Fall 27. Gliose und Verödung des Nucleus amygdalae. **a** Übersicht über die Kernregion mit Gliose. *Am* Nucleus amygdalae; *pe* Regio periamygdalaris; *Uh* Unter·horn des Seitenventrikels. Holzer, x 6,3. **b** Ausschnitt mit starker Zell- und Fasergliose. x 26,5. **c** Nahezu totale Verödung an Nervenzellen. Kresylviolett, x 26,5

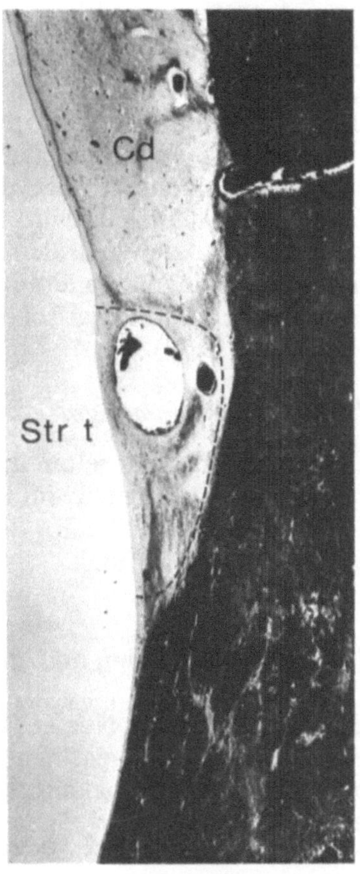

Abb. 17. Fall 27. Region des linken Nucleus caudatus mit Degeneration der Stria terminalis.
Str t Stria terminalis mit Entmarkung; *Cd* Nucleus caudatus. Heidenhain-Woelcke, x 10

Fornix. Der Fornix bildet innerhalb des limbischen Systems eine zentrale Verbindungsbahn, als präcommissuraler Fornix vom Hippocampus zu den Corpora mamillaria und zum Septum (s. 1.3). Nur in der Hälfte unserer Fälle ist er meist schwach entmarkt (Abb. 5). Im Vergleich beider Seiten ist innerhalb der stärker atrophischen Hemisphäre auch der Fornix mit einer Markscheidendegeneration stärker ergriffen, wobei der Prozeß jedoch nur selten zu einer nahezu totalen Entmarkung geführt hat. Die *Stria medullaris thalami* läßt in 19 untersuchten Fällen nur 6mal eine Atrophie erkennen, jeweils etwa dem Zustand des Fornix entsprechend. Diese im ganzen nur leichte Beteiligung entspricht der fast regelmäßigen Ausklammerung des Ammonshorns (Tabelle 1). Nur in wenigen Fällen, bei Einbeziehung des Ammonshorns in die Atrophie, gehört der Fornix zu den am stärksten entmarkten Regionen.

1.4.3.4 Insel

Die Insel ist eine besonders bevorzugte Region des atrophisierenden Prozesses, worauf schon v. Bagh (1946) hingewiesen hat. Sie ist jeweils in ihrem ventralen Anteil atrophisch (s. Abb. 4, 7), in der Umgebung der Fissura Sylvii jeweils am stärksten. Gegen dorsal zu bessert sich dann langsam die Cytoarchitektonik, der dorsale Anteil ist i. allg. nicht beteiligt. Dieses Atrophiemuster wird in allen typischen Fällen eingehalten. Der stärkere Befall der ventralen Inselanteile erstreckt sich oft sehr weit nach hinten. Daß die Insel in ähnlichem Atrophiegrad zusammen mit dem Schläfenlappen erkrankt, war schon bei früheren Untersuchungen aufgefallen (H. Jakob, 1960).

1.4.3.5 Substantia nigra

Die Region ist nicht selten in den Prozeß einbezogen, wobei es zur uncharakteristischen Atrophie im Kerngebiet kommt (v. Braunmühl, 1930; Lüers u. Spatz, 1957 u.a.). Bei keinem unserer Fälle fand sich jedoch ein entsprechender Befund.

1.4.4 Stammganglien und andere Nebenlokalisationen

Die Beteiligung von Nucleus caudatus, Thalamus, Putamen und Pallidum, vor allem dessen „kapselnahe Zone" (v. Bagh, 1946), in Form einer Atrophie ist seit langem bekannt (Lüers u. Spatz, 1957 u.a.) und braucht hier nicht erneut analysiert zu werden. Bei weitaus stärkster Atrophie des Nucleus caudatus haben wir auch in diesen Fällen nie einen „totalen Schaden des Caudatum" (Lüers u. Spatz, 1957) angetroffen. Die Verödung bestimmter Kerngebiete des Thalamus kann eine Eigenerkrankung des Kerns bedeuten (H. Jakob, 1960). Außer regionalen Zellatrophien oder Parenchymverödungen mit Zellgliosen, die in komplizierten Fällen bezüglich der Beurteilung Schwierigkeiten bereiten mögen, fanden wir mehrmals Schwellungszustände großer Nz sowohl im Putamen als auch im Nucleus caudatus (Abb. 18).

In 5 frontotemporal betonten Fällen kam es zu einer Beteiligung der *Area prae- und postcentralis,* dabei waren jedoch meist nur die oberen Rindenschichten leicht atrophisch. Eine „totale Frontalatrophie" mit einer schweren Atrophie des Gyrus praecentralis und einer Beteiligung der Pyramidenbahn (v. Bagh, 1946; Lüers u. Spatz, 1957) fand sich nirgends, somit auch keine Kombination mit amyotropher Lateralsklerose.

Während auch das *Kleinhirn* nicht sicher beteiligt ist und nur in einem Fall eine diffuse Markgliose bietet, zeigt der atrophisierende Prozeß in unseren Fällen eine auffallende Streuung in die *Medulla oblongata,* vor allem in die Hirnnervenkerne am Boden des 4. Ventrikels. In 10 Fällen ist hier das Parenchym degenerativ verändert. Eine derartige Beteiligung grauer Formationen innerhalb der Medulla oblongata, vor allem auch der Hirnnervenkerne, scheint nicht ganz selten zu sein (H. Jakob, 1960;

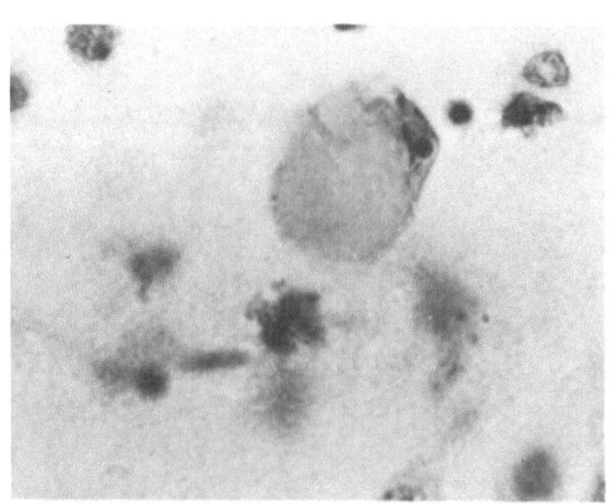

Abb. 18. Zellschwellung im Putamen. Nissl, x 830

Poppe u. Tennstedt, 1963). Ähnliches gilt auch für die unteren Oliven und die Vorderhornzellen des *Rückenmarks*. Bei der bislang verhältnismäßig geringen Anzahl systematisch untersuchter Fälle fehlen vor allem Erfahrungen über den Grad der Beteiligung des Rückenmarks; der Schwerpunkt wurde auf einzelne, insgesamt seltene Fälle gelegt, in denen eine Kombination der *amyotrophen Lateralsklerose* mit der *Pickschen Krankheit* neuropathologisch gesichert werden konnte (v. Braunmühl, 1932; van Mansvelt, 1954; van Reeth et al., 1961; v. Bagh, 1946; Poppe u. Tennstedt, 1963; Krücke, zit. nach Lüers u. Spatz, 1957; Minauf u. Jellinger, 1969 u.a.). Solche Kombinationen sind bei Systemerkrankungen bekannt und früher schon unter dem Gesichtspunkt von Haupt- und Nebenlokalisationen eingehend erörtert worden (Lüers u. Spatz, 1957). Hier handelt es sich jedoch darum, daß sich der atrophisierende Prozeß auch auf andere, entfernter liegende Grisea, verhältnismäßig häufig auch auf Zellgruppen der Vorderhörner im Rückenmark, ausdehnen kann ohne das Vollbild einer amyotrophen Lateralsklerose. In unseren Fällen kann man also nicht von einer derartigen Kombination sprechen. Von den ersten 12 Fällen (H. Jakob, 1960) wurden 4 Fälle untersucht: In 3 Fällen waren einzelne Zellgruppen der Vorderhörner atrophisch, verschiedentlich auch verbunden mit Zellschwellungen, ohne Degeneration der Pyramidenbahn. In 3 Fällen dieser Serie fand sich ein ähnlicher Befund (Abb. 19).

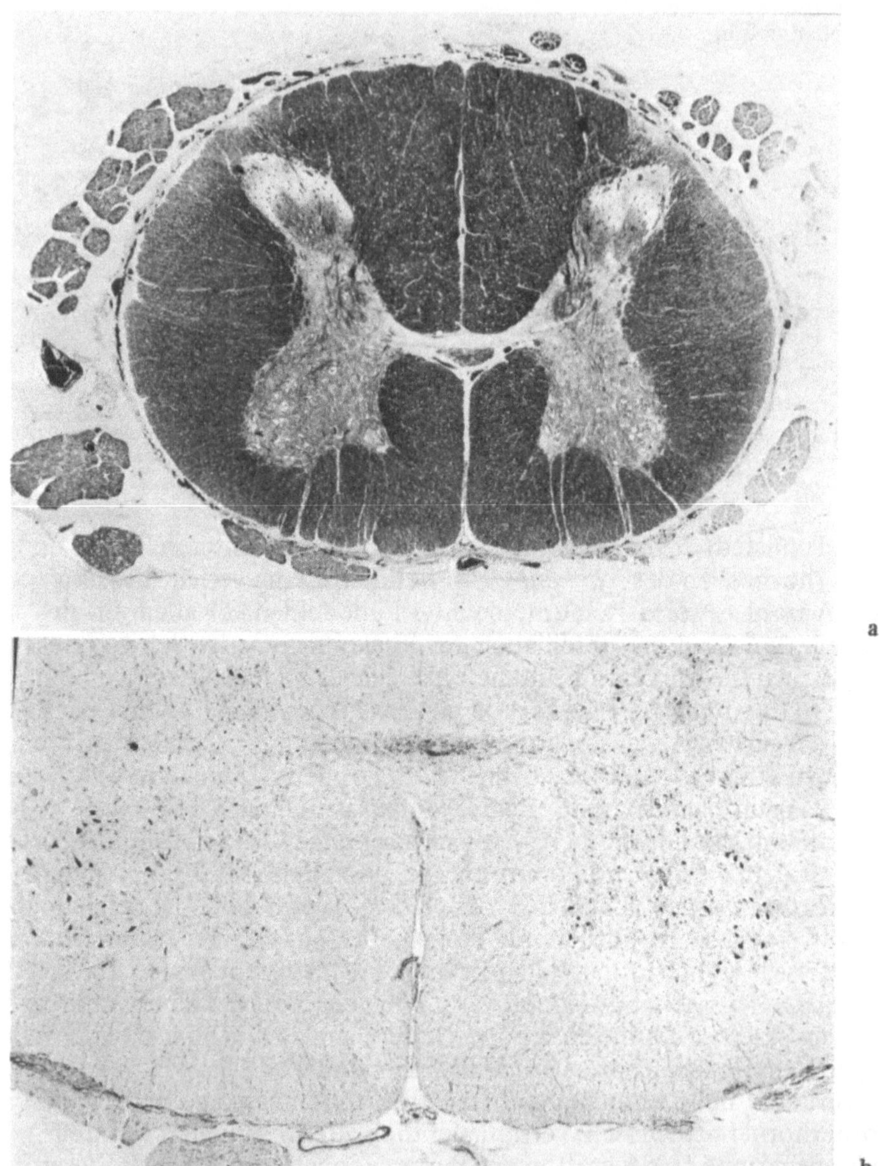

Abb. 19a,b. Fall 12. Rückenmark mit Atrophie der Vorderhörner ohne Pyramiden-
bahndegeneration. **a** Übersicht über das Lumbalmark. Heidenhain-Woelcke, x 8.
b Gleiche Schnitthöhe. Atrophie der Vorderhörner. Kresylviolett, x 15

1.5 Diskussion der beteiligten phylogenetisch alten Systeme mit Zuordnung emotionaler Störungen im Krankheitsverlauf

Spatz betonte die *Systembezogenheit* der Pickschen Krankheit, wobei er auf die Vorliebe des atrophisierenden Prozesses für den *Neocortex,* entwicklungsgeschichtlich junge Gebiete, hinwies. Die Diskussion um die Frage eines mehr oder weniger systematischen regionalen Befalls nach entwicklungsgeschichtlichen Kriterien ist indessen bis in die letzte Zeit hinein noch keineswegs abgeschlossen. Wenn auch, wie eingangs erwähnt, eine sozusagen zusätzliche Beteiligung mit Übergreifen des atrophisierenden Prozesses auch auf *allocorticale Gebiete* schon vor den Untersuchungen von Spatz und seiner Schule nicht in Zweifel gezogen wurde, so kam es uns zunächst darauf an, zu untersuchen, inwieweit sich aus einer regelmäßigen Beteiligung dieser entwicklungsgeschichtlich alten Regionen ein System ableiten läßt und wo diese Regionen nach den neuesten anatomisch-physiologischen Untersuchungen einzuordnen sind.

Hervorzuheben sind die *basalen frontotemporalen Rindenregionen,* die als *orbito-insulotemporale polare Regionen* definiert wurden (Gastaut u. Lammers, 1961; Kaada, 1960; s. auch 1.3). Die betreffenden Strukturen wurden von Livingston und Escobar (1971) als den oberen Hirnstamm in der Horizontalebene umgebender „Limbus" noch dem limbischen System zugerechnet. Eine Bevorzugung allocorticaler Abschnitte der Rinde ist in diesen Regionen offensichtlich. Dies betrifft beispielsweise den allocorticalen ventralen Abschnitt der vorderen Insel, bei dem es sich um einen *Peripalaeocortex* handelt. Der dorsale Abschnitt, der einen Übergang zum Isocortex darstellt, zum Proisocortex gehört und auch physiologisch different ist (Penfield u. Rasmussen, 1952), ist meist ausgespart.

Zu verweisen ist auch auf die regelmäßige Beteiligung des *vorderen dorsalen Gyrus cinguli,* an der man die Atrophieschwerpunkte in den *allocorticalen Rindenregionen* ablesen kann. Bei der dorsalen paralimbischen Zone des cingulären Gürtels handelt es sich um eine allocorticale Rinde, die in Richtung auf die Kuppe des Gyrus cinguli an allocorticalen Zügen verliert und an isocorticalen Zügen gewinnt (Sanides, 1962). Die schwersten Atrophiegrade wurden in allen Fällen in den archi- und periarchicorticalen Feldern in der Tiefe des Sulcus corporis callosi angetroffen. Die etwas schwächer, nur in den oberen Rindenschichten ausgeprägte Atrophie betrifft in der Regel den Proisocortex; nur selten greift sie auch auf das isocorticale Feld 24 c über (s. 1.3). Dasselbe gilt für die regelmäßig an der Basis anzutreffende Atrophie des *ventralen Gyrus cinguli.* Bei diesem frontobasalen Atrophiemuster handelt es sich nicht etwa um ein Übergreifen des atrophisierenden Prozesses der neocorticalen frontalen Orbitalregion nach medial, sondern um eine graduelle Abstufung des Atrophiegrades mit Übergang von der allocorticalen Rinde unterhalb des Balkenknies bis zum 6-Schichten-Typ des Cortex des Gyrus rectus. An der Basis sind neben dem palaeocorticalen Gyrus subcallosus die Regionen des ventralen cingulären Gürtels mit den allocorticalen Feldern der Regio

cingularis periarchicorticalis am stärksten atrophisch (Abb. 14, s. 1.3).
Der Gyrus rectus selbst läßt in leicht atrophischen Fällen in Richtung auf
den Neocortex oft keine Atrophie erkennen. An phylogenetisch frühen
Rindenregionen, die in der Regel am Atrophiemuster beteiligt sind, seien
noch die *Regio praepiriformis und entorhinalis* mit den Feldern HA und
HB (v. Economo u. Koskinas) erwähnt sowie der *vordere Hauptteil der
oberen Schläfenlappenwindung* mit dem Sulcus temporalis superior (Alajouanine u. Albe-Fessard, 1955).

Die *Systembezogenheit* des atrophisierenden Prozesses ausschließlich
auf *neocorticale, entwicklungsgeschichtlich junge Regionen* auch im Sinne
einer „Regel" (Spatz) kann deshalb heute *nicht mehr aufrechterhalten
werden.* Der Prozeß läßt anfangs in typischen Fällen eine Vorliebe für entwicklungsgeschichtlich alte bzw. phylo- und ontogenetisch frühe Systeme
erkennen, wobei sich die Atrophie vor allem an der Basis, im Schläfenlap-
pengebiet, auch auf neocorticale Regionen erstreckt.

Dabei können die verschiedenen Systeme im Grad der Atrophie weitgehend differieren. Bei allen noch nicht weit verbreiteten Prozessen fanden wir über der Konvexität frontal meist in systematischer Betonung und
Begrenzung die Atrophie des dorsalen Gyrus cinguli, oft mit einer nahezu
völligen Verödung der Rinde. Unter den beginnenden Demenzen sind
mehrere Fälle ohne jede Atrophie einer neocorticalen Frontalwindung der
Konvexität. Auch der peripalaeocorticale ventrale Teil der vorderen Insel
kann innerhalb der Frontalhemisphäre — abgesehen vom Gyrus cinguli —
als einzige Region atrophisch sein; meist stimmt der Grad der Atrophie
mit dem Ausmaß der Schläfenlappenatrophie in etwa überein, vor allem
in mittleren und basalen Regionen. Keineswegs richtet sich die Inselatro-
phie jedoch nach dem Atrophiegrad des ganzen Frontallappens. Besonders
in diesen Frontalregionen sind bei Frühfällen, bei denen es noch zu keiner
allgemeineren und stärkeren laminären Atrophie gekommen ist, die *allocorticalen Rindenabschnitte* nahezu oder vollkommen isoliert atrophisch,
solange der Prozeß noch nicht auf andere Regionen übergegriffen hat.
Dies betrifft die bereits erwähnten, an den Balken anschließenden allocorticalen Felder des vorderen Gyrus cinguli mit Schwerpunkt auf der cingulären dorsalen und ventralen periarchicorticalen Region. Dazu gehören an
der Basis außer der Regio subgenualis auch olfactorische Regionen, wie
die Regio praepiriformis und der Gyrus subcallosus. Etwas weiter hinten
sind die *Regio periamygdalaris und der Nucleus amygdalae* hervorzuheben,
die ein Atrophiezentrum eigener Art darstellen. Diese letzteren Grisea
— zusammen mit der zum limbischen System zu rechnenden *Regio entorhinalis* im Gebiet des Uncus und Gyrus parahippocampalis — gehören
zweifellos zu den *besonders bevorzugten Gebieten des Pickschen atrophisierenden Prozesses* im Großhirn.

Nach Abschluß unserer Untersuchungsserie kam der Fall eines 73jähri-
gen Mannes (Mü. S.-Nr. 5/76) unter der klinischen Diagnose einer senilen
Demenz zur Sektion. Die ausgedehnte histologische Untersuchung ergab
einen Frühfall, einen frontotemporalen Basalfall der Pickschen Krankheit
mit beginnendem atrophisierendem Prozeß. In klarer Abgrenzung waren

beteiligt der vordere dorsale und ventrale Gyrus cinguli, an der Schläfenlappenbasis nur der Nucleus amygdalae, die Regio periamygdalaris und der Gyrus parahippocampalis, eine kurze Strecke der Gyrus fusiformis, angedeutet in Schicht III. Zellschwellungen waren vorhanden; stellenweise leichte Überlagerung durch zirkulatorisch bedingte Nervenzellschäden. Alle anderen Regionen ließen keine laminäre Atrophie erkennen.

Schließlich ergibt sich in der Kombination dieser entwicklungsgeschichtlich alten und jungen Systeme sowohl an der Basis als auch an der Konvexität der *Grundriß des Atrophiemusters,* das erfahrungsgemäß in allen typischen Fällen relativ genau eingehalten wird. Die größte Ausdehnung erreicht der atrophisierende Prozeß in den neo- und allocorticalen Regionen an der Basis und im Schläfenlappen-Inselbereich (Abb. 10). Von den hauptsächlich betroffenen Atrophiegebieten dürften die oben erwähnten *orbitotemporalen Abschnitte mit Pol und Basis des Schläfenlappens,* einschließlich des Kernkomplexes des Nucleus amygdalae mit der Regio periamygdalaris für das klinische Bild der Erkrankung nicht gleichgültig sein.

Es wird nun sehr schwierig, wenn nicht unmöglich sein, einzelne *klinische Symptome* selbst bei eingehender Analyse auf die Ausfälle beispielsweise der vorderen cingulären Rinde zu beziehen, der autonome viscero- und somatomotorische Effekte sowie eine kontrollierende Funktion des Sprachantriebs zugeschrieben werden. Anders ist es jedoch mit den *Verhaltensstörungen,* deren Beziehungs- und Zuordnungsregionen nach den sehr gründlichen experimentellen Untersuchungen der letzten 20 Jahre als gesichert angesehen werden können, insbesondere was das emotionale Verhalten, die Angst- und Wutreaktion betrifft. Hier verdienen jene grauen Formationen mit Kontroll- und Hemmungsfunktionen emotionalen Verhaltens Beachtung, die sich — was sich erst anhand ausgedehnter Untersuchungen der letzten Jahre ergeben hat (s. 1.3) — vor allem auf *mediale Kerngebiete des Nucleus amygdalae* und dessen Verbindungen über die *Stria terminalis zum Hypothalamus* und mesencephale Strukturen erstrecken.

Solche *Störungen der emotionalen Sphäre,* die sicherlich z.T. auch auf Störungen des Charakters und der Persönlichkeit bezogen wurden, sind an typischen klinischen Verläufen oft unschwer zu erkennen. Schon in früheren klinischen Beschreibungen der Pickschen Krankheit spielen solche Verhaltensstörungen manchmal eine recht zentrale Rolle. Bei dem von Grünthal (1930) klinisch sehr eingehend geschilderten Krankheitsverlauf bei einem Brüderpaar wurde mehrmals erwähnt, daß anfangs weder Störungen des Gedächtnisses noch der Merkfähigkeit vorhanden waren, letztere ließen erst später nach. Dagegen beherrschten eine gewisse innere Unruhe, Kritikschwäche und eine starke emotionale Labilität das klinische Bild. Ein Patient (Josef W., 46 J.) sei „ohne weiteres auch hintereinander zum Lachen und Weinen zu bringen". Bei beiden Fällen handelte es sich offenbar um typische frontotemporale Basalfälle. Unter den 10 von Eiden und Lechner (1950) mitgeteilten Pickschen Fällen mit psychotischen Randsymptomen, von denen 6 klinisch (encephalographisch) diagnostiziert und 4 neuropathologisch gesichert werden konnten, ließen 6 Fälle eindeutige emotionale Störungen erkennen. Jervis (1956) spricht von

46

emotionalen Veränderungen des Anfangsstadiums mit Einengung und
Abstumpfung emotionaler Reaktionen — mit oder ohne Euphorie. Ausdrücklich wird von Escourolle (1956) auf die Rolle des Affektiven verwiesen. Auch Spatz (1936) weist auf frühzeitige Gemütsbewegungen — i. allg.
labile und mürrische Stimmung, Reizbarkeit oder auch Mißtrauen — im
Krankheitsverlauf hin, wobei „die Affekte schnell wechseln und leicht ver-
fliegen" (Stertz, 1926). Derartige Störungen der emotionalen Sphäre können zweifellos auch in den von Lüers und Spatz (1957) sowie Spatz (1962)
allgemein definierten Störungen des Charakters und der Persönlichkeit
enthalten sein. So sprechen Lüers und Spatz (1957) von einem „Nachlassen
der affektiven Einstellung zu nahestehenden Personen" (ohne Störung der
Wiedererkennung). In einer Studie Pilleris (1966) über die Funktion
medialer Temporallappenstrukturen befanden sich zwei Picksche Atrophien, die als Teilsymptome eines Klüver-Bucy-Syndroms u.a. Störungen
der Affektivität erkennen ließen. In beiden Fällen (Fall 2 und 3) war der
Nucleus amygdalae beteiligt; bei Fall 3 wird der schwere Befall des Kerns
auf beiden Seiten hervorgehoben. Im Fall 2 wird eine emotionale Nivellierung, im Fall 3 eine emotionale Labilität beschrieben. Die beiden von uns
(H. Jakob, 1969) mitgeteilten Fälle mit nahezu reiner Schläfenlappenatrophie unter Einbeziehung des Uncus, der entorhinalen Rinde und des
Nucleus amygdalae boten bald nach Beginn der Erkrankung emotionale
Störungen mit Phasen erhöhter Reizbarkeit und Getriebenheit. Über ähnliche Erfahrungen verfügen wir aus unserer ersten Serie von 13 Fällen.
Auch in den klinischen Verläufen dieser Serie sind derartige Veränderungen zu erkennen.

Fallbeschreibung [7]

Fall 3 (Schw S.-Nr. 119/60). Keine sichere familiäre Belastung, früher nie psychisch
auffällig. Während des Krieges in Rußland, 1948 Entlassung aus der Gefangenschaft.
Ausbildung als Chemotechniker, 1950 Examen. *Beginn der Erkrankung Februar 1958,*
im Alter von 36 Jahren: Versagte während der Arbeit bei Daimler-Benz; wurde ent-
lassen, weil er Analysenwerte zwar richtig berechnete, jedoch falsch eingetragen habe.
Vo da ab deutlich sozialer Abstrieg, habe „immer sehr viele Fehler gemacht". Der Ehefrau sei erst im Juli 1958 aufgefallen, daß er sehr verändert gewesen sei, indolenter,
antriebsärmer, aber auch enthemmter wurde und an Persönlichkeitsniveau einbüßte.
In dieser Zeit auch die ersten Sprachstörungen mit Verarmung, Verlangsamung der
Sprache und Gestik, Unbeholfenheit im Reden. Habe sich damals jedoch noch alles
merken können. Später Schriftfehler, haben Buchstaben vertauscht oder weggelassen,
vielfach Silben oder Worte verdoppelt, keine Sätze mehr geschrieben. Seit August/
September 1958 unsinnige Handlungen: Habe statt Haselnüssen ähnlich aussehende
braune Bohnen nach Hause gebracht, Wäsche aufgehängt, ohne anzuklammern, und
Schecks falsch ausgefüllt, sei deshalb als geschäftsunfähig begutachtet worden. Später
gelegentlich im Rahmen einer Enthemmung auch seiner Ehefrau gegenüber tätlich
geworden. Seit Juli 1959 rasch fortschreitende Veränderungen mit Verwirrtheits-,
dranghaften Unruhezuständen und zunehmender Apathie. Von August 1959 bis
Februar 1960 jeweils kurzzeitig in neurologischen, neurochirurgischen und psychiatrischen Universitätskliniken, wo sich eine anfangs vorwiegend motorische, später kom-
plette motorisch-sensorische Aphasie entwickelte, die mit fortschreitenden psychischen Veränderungen einherging. Dabei standen neben einer erheblichen Kontakt-

---

7   Übersicht klinisch-anatomischer Daten s. Tabelle 1.

und Distanzlosigkeit eine Enthemmtheit mit gelegentlichen Aggressionstendenzen immer noch im Vordergrund. Anfangs habe er einfache Aufforderungen noch verstanden, komplizierte dagegen nicht mehr. *Encephalographie:* Symmetrische Erweiterung beider Seitenventrikel bei grobflächiger Oberflächenzeichnung. *EEG:* Diffuser, vorwiegend auf die vorderen Hirnregionen beschränkter Prozeß. Später Merkfähigkeitsstörungen, Perseverationsneigung bei anhaltenden Aggressionstendenzen unter dem Bild eines rasch fortschreitenden Persönlichkeitsabbaues. Nach Verlegung hierher am 10.2.1960 waren kaum mehr sprachliche Äußerungen zu erhalten, Verständigung nicht mehr möglich. Starre Mimik und Gestik. Nach raschem körperlichen und geistigen Verfall am 26.12.1960 Exitus letalis an interkurrenter Bronchopneumonie nach einem Gesamtverlauf von 2 Jahren und 10 Monaten. *Hirnsektion:* Gewicht 1250 g, linksbetonter frontotemporaler Basalfall mit Beteiligung der oberen Parietalregion.

Fall 7 (Pa. S.-Nr. 109/63). Zur Familienanamnese: Ein Bruder und eine Schwester des Vaters seien in einer Anstalt gestorben (leider ohne weitere Angaben). Anfangs deutliche Wesensveränderung mit sexueller Enthemmung, Versagen im Beruf. Bei der Aufnahme bereits fortgeschrittene Demenz, Antriebs- und Ratlosigkeit. Während des Verlaufs emotionale Labilität: Es bestand eine Affektinkontinenz, in der der Kranke ständig monoton vor sich hinweinte. Hinzu kamen Antriebs- und Ratlosigkeit, später bereits Störungen des Gedächtnisses und der Merkfähigkeit. Patient war getrieben und unruhig. *PEG:* Asymmetrischer, links-betonter Hydrocephalus internus. Kein Hinweis auf die Diagnose. Nach rascher Verlaufsprogredienz Decubitus; Exitus letalis an interkurrenter Bronchopneumonie nach 4jähriger Krankheitsdauer (Tabelle 1). *Hirnsektion:* Gewicht 1250 g, links-betonter frontotemporaler Basalfall mit geringer parietaler Beteiligung.

Fall 12 (Kö. S.-Nr. 132/66). Arbeitete als Elektromonteur in einem großen Betrieb, immer die gleiche Tätigkeit (Verstärker geeicht). Typischer *Beginn der Erkrankung Anfang 1963* im Alter von 35 Jahren, mit Versagen bei der Arbeit: Habe langsamer gearbeitet und in der Konzentration nachgelassen. Fast gleichzeitig damit emotionale Störungen: Sei oft vom Arbeitsplatz weggelaufen, sprunghaft geworden, habe „so komisch gelacht". Zu Hause zunächst stumpfer. 20.9.1963 bis 7.5.1964 Psychiatrische Univ.-Klinik: Sexuell enthemmt, läppisches Verhalten, zunächst keine auffallenden Gedächtnisstörungen. *Diagnose:* Picksche Krankheit. Anschließend Verlegung hierher: Starke Umtriebigkeit, später amnestische Aphasie und „stehende Redensarten", auch deutliche Merkfähigkeits- und Gedächtnisstörungen. Im Vordergrund stand stets ein automatenhaftes Gebaren, wobei die Demenz auch im Emotionalen deutlich ausgeprägt war. Konnte noch im Stadium fortgeschrittener Sprachstörungen bis zum völligen psychischen Verfall ein früher angelerntes Lied automatenhaft vorsingen. *Neurologisch:* Allgemeine Parese und Atrophie der Extremitätenmuskulatur, eingeengtes Sensorium, später extrapyramidales Bild mit Rigor der oberen und unteren Extremitäten. *Tod am 10.12.1966* an Herzversagen bei fieberhaftem Infekt, Kachexie. *Allgemeinsektion:* Eitrige Bronchitis und Bronchiolitis mit beginnender Bronchopneumonie. Infektion der aufsteigenden Harnwege. *Hirnsektion:* Gewicht 950 g, links-betonter frontotemporaler Basalfall mit parietaler Beteiligung.

Fall 13 (Ko. S.-Nr. 24/69). Bei der Patientin, die als früher besonders warmherzig, gesellig und ordnungsliebend geschildert wird, war den Angehörigen als initiales Symptom eine Persönlichkeitsveränderung aufgefallen mit einer Enthemmung und Entgleisung, vor allem auch im Emotionalen; erhöhte Reizbarkeit. Sie sei leicht aufgebraust und habe keinen Widerspruch ertragen, sei zuweilen handgreiflich geworden. Enthemmung auf sozialem Gebiet, habe viele Dinge sinn- und wahllos hergeschenkt. Daneben auch störrisches Verhalten mit einer gewissen Verarmung der Gestik. Wegen des Versagens im Beruf sei sie früh berentet worden. Bei Besuch von Angehörigen habe sie nicht mehr so viel gesprochen wie früher. Sonst noch gut erhaltener Zeitsinn bei bewußt erlebtem Zeitverlauf, auch das Gedächtnis sei noch relativ intakt gewesen. Erste Sprachstörungen etwa 1 3/4 Jahre vor dem Tod: Zunächst amnestische Aphasie, später stehende Redensarten. In den ersten beiden Jahren allmähliche, im letzten

48

halben Jahr sehr schnelle Progredienz des Krankheitsbildes. Bei der Aufnahme hier am 9.8.1968 amnestische Aphasie mit stereotypen, oft inadäquaten kurzen Antworten, ausgeprägtem Perseverieren und einer Wortfindungsstörung. Außerdem agnostische und apraktische Störungen, vor allem eine ideatorische Apraxie. *EEG:* Stellenweise leichte Verlangsamung der Hirnwellen; rechts parietotemproal Herdverdacht, allgemein unregelmäßig. Hyperventilationsveränderungen mit Verlangsamung der Hirnwellen über der vorderen Schädelhälfte. *PEG:* Hydrocephalus internus, links mehr als rechts. Die periphere Zeichnung besonders frontal verplumpt. *Diagnose:* Verdacht auf Picksche Hirnatrophie. Während des Verlaufs zeitweise sehr unruhig, stimmungsmäßig leicht euphorisch-kritikschwach. Sprachlich werden nur Stereotypien geäußert. *Exitus letalis am 30.1.1969* an akutem Herztod. *Hirnsektion:* Gewicht 1200 g, links-betonter frontotemporaler Basalfall mit parietaler Beteiligung (untere Atrophiegrenze s. Abb. 9).

Fall 27 (Sche. S.-Nr. 40/73). Vom 6.–15.3.1967 in der Neurophysiologischen Klinik Universität Freiburg (Prof. Jung). Habe nach Angaben des Ehemannes bis 4 Wochen vor der Aufnahme noch im Geschäft gestanden. *Erkrankungsbeginn etwa 1963* mit einer erheblichen Wesensveränderung; sie sei verbal aggressiv und aufbrausend geworden und habe sich wegen Kleinigkeiten aufgeregt. Nach Anstrich des Hauses sei ein kleiner Sprung zurückgeblieben, habe eine Leiter genommen und die Farbe heruntergewaschen: „Kann keinen Sprung sehen, das regt mich auf". Das Gedächtnis sei noch tadellos gewesen. Sie sei auffallend geizig geworden und habe auch nicht mehr so viel Lust zum Kochen gehabt. Früher immer sehr aktiv. Im ganzen sehr langsam progredienter Prozeß. Erst etwa ab 1965 Sprachstörungen; zunächst keine normale Satzstellung, später amnestische Aphasie. *PEG:* Mäßiger, links-betonter Hydrocephalus internus, zusätzliche hochgradige isolierte Erweiterung des Unterhorns des linken Seitenventrikels. *EEG:* Leichte allgemeine, unspezifische pathologische Veränderung. Kein Herdbefund, keine Krampfpotentiale. Störung des Nachsprechens im Rahmen der fortschreitenden amnestischen Aphasie, Neigung zu Perseverationen und Logorrhoe, Asymbolie für Rechenzeichen, leichte Paragraphien. Zeitlich, örtlich und situativ stets orientiert. Vor der Aufnahme hier (7.7.1971) dranghafte Unruhe, schon weitgehende Sprachverödung. Sei von zu Hause weggelaufen und habe versucht, zum Fenster hinauszuspringen. Dann rascher körperlicher Verfall, *Exitus letalis am 2.3.1973* (nach etwa 10jährigem Verlauf) an Decubitalsepsis bei Kachexie. *Hirnsektion:* Gewicht 985 g, links-überwiegender frontotemporaler Besalfall mit Betonung des Schläfenlappens.

Aus der Fülle der Möglichkeiten der Anfangssymptome ein einheitliches Grundschema herauszuarbeiten, erscheint bei der Mannigfaltigkeit klinischer Ausdrucksphänomene, die zweifellos 1. durch die prämorbide Persönlichkeit und 2. durch die verschiedene Lokalisation und das Tempo des Prozesses mitgeprägt werden, wenig erfolgversprechend. Im Hinblick auf unsere geschilderten 5 Verläufe seien jedoch einige charakteristische Kriterien hervorgehoben, wie sie aus dem früheren Schrifttum bekannt sind. Während C. Schneider (1929) einen aspontan-hypokinetischen und einen enthemmt-hyperkinetischen Typus unterschieden hat und Klages (1954) die Aufmerksamkeit vor allem auf die im Unterschied zum M. Alzheimer erst später auftretenden Störungen des Gedächtnisses lenkte, legten Lüers und Spatz (1957) sowie später vor allem Spatz (1962) den Hauptakzent auf die bei kombinierten Stirn-Schläfenlappenfällen meist schon als initiale Krankheitssymptome imponierenden Wesensveränderungen mit den bekannten Enthemmungserscheinungen und ethischen Entgleisungen. Solche Wesensveränderungen, verbunden mit einem sinnlosen Tätigkeitsdrang, werden in unseren Fällen 7, 13 und 27 beschrieben. Die Fälle 3 und 12 zeichnen sich durch mehrere gemeinsame Kriterien aus:

früher Beginn im 35. Lebensjahr, verhältnismäßig kurze Verlaufsdauer von
2 Jahren und 10 Monaten bzw. von 3 1/2 Jahren, gleichartiger Beginn der
Erkrankung. Ein relativ früher Beginn — lange vor dem Präsenium — ist
seit langem bekannt; der bislang jüngste Fall, bei dem auch hereditäre Fak-
toren nachzuweisen waren, begann im Alter von 25 Jahren (Löwenberg
et al., 1939). In der weitaus überwiegenden Anzahl der Fälle sind die
ersten Symptome nicht wesentlich vor dem 50. Lebensjahr zu beobachten.
Selten liegen aber auch für den Beginn so sicher verwertbare anamnestische Daten vor wie in diesen beiden Fällen. Es handelt sich dabei um den
von Mallison (1947) und P.E. Becker (1948) — nicht etwa als vorüber-
gehendes Symptom unter Ermüdung oder Belastung, sondern als eine konstante Ausfallserscheinung — registrierten primären Abbau von Routine-
leistungen, definiert als „Ablaufblockierung halbautomatisierter Tätigkeiten", die bei allgemeinem cerebralem Abbau zunächst erhalten zu bleiben
pflegen: in *Fall 3* um Fehler bei einfachen Eintragungen, wobei kompli-
ziertere Berechnungen noch angestellt werden konnten; in *Fall 12* um Versagen bei täglich geübten, fast monotonen Tätigkeiten. Die Klinik weist
uns hier darauf hin, daß es frühzeitig zu einem Versagen assoziativer Leistungen bzw. anatomisch von Assoziationsbahnen in der Rinde kommen
muß, was bereits vordem diskutiert wurde (Löwenberg et al., 1939 u.a.).
Auf diese klinisch-anatomischen Zusammenhänge werden wir später (s. 2)
zurückkommen.

Besonders bemerkenswert ist schließlich die frühzeitig auftretende
Störung im Emotionalen, wie sie bei unseren 5 Verläufen, bei eigenen früheren und anderen klinischen Beobachtungen nicht etwa nur im Hinter-
grund durchschimmert, sondern in dieser Phase im Verhalten der Patien-
ten deutlich zum Ausdruck kommt. Bei unseren Fällen ist sie nur im
Fall 3 nicht ausdrücklich erwähnt, äußert sich aber in der geschilderten
Enthemmung mit aggressiven Tendenzen. Nach allen bislang bekannt
gewordenen Krankheitsverläufen zeigt sich eine erhebliche Variationsbreite
von Verhaltensmustern, die auf eine Störung der emotionalen Sphäre im
Beginn der Erkrankung hinweisen. Aus der bunten Palette von klinischen
Symptomen lassen sich zwei Syndromgruppen herausheben, die durch ihr
Erscheinungsbild leicht zu differenzieren sind, von C. Schneider (1929) als
„aspontan-hypokinetischer und enthemmt-hyperkinetischer Typus" bezeichnet. Bei der ersten Gruppe handelt es sich um einen Mangel an Antrieb,
eine Nivellierung von Antrieb und Emotion (Pilleri, 1966), die mehr auf
eine Abstumpfung im emotionalen Bereich hinausläuft. Sie wurde von uns
seltener beobachtet, erscheint häufig auch bei nicht bestimmt charakterisierten Demenzen und dürfte vielleicht als weniger charakteristisch für die
Anfangsphase der Pickschen Krankheit angesehen werden. Häufiger erscheinen als zweite Gruppe klinische Syndrome mit einer Enthemmung und
erhöhter Reizbarkeit. Dabei stehen Anzeichen von Versagen der Steuerung
des emotionalen Verhaltens im Vordergrund. so daß es zu uneinfühlbaren
und unmotivierten Affektausbrüchen kommen kann. In der Regel spricht
man von einer „Affektinkontinenz" und emotionalen Labilität mit raschem
Wechsel von Hoch und Tief, von Lachen und Weinen. Beides wirkt abrupt

und oberflächlich, ist meist nur von kurzer Dauer und häufig von einer
ebenfalls wechselnden Getriebenheit und Sprunghaftigkeit begleitet. Diese
Gemütsbewegungen haben auch keine adäquate Resonanz der Umgebung
zur Folge. Allmählich gehen sie in die fortschreitende Demenz mit Sprach-
störung über.

Die Frage der klinisch-neuropathologischen Entsprechung gestörten
emotionalen Verhaltens ist in den letzten Jahren viel diskutiert worden.
Die Emotion als Funktion des Psychischen kann man sicherlich nicht
innerhalb einer eng begrenzten Region lokalisieren. Man ist hier eher
geneigt, an die Funktion des Gehirns als Ganzes zu denken. Es gibt aber,
ähnlich den Merkfähigkeitsstörungen und Störungen der zeitlichen Markie-
rung von Erlebnissen bei kompletter Schädigung des Ammonshorns
(Hassler, 1964a, 1967), Störungen psychischer Teilfunktionen, die bei
Schäden in den zugehörigen Funktionskreisen und grauen Formationen im
weiteren Sinne ausgelöst werden. Was die emotionale Sphäre betrifft, so
sind auch in der Humanpathologie mehrere Regionen bekannt geworden,
deren Läsion oder Degeneration emotionale Störungen hervorrufen (s. 1.3).
Wir sprechen dann nach Jaspers und Spatz von einer *Zuordnung der
krankhaft gestörten Verhaltensweisen* zu diesen Regionen, um nicht in
Gefahr zu geraten, die emotionalen Störungen bei den sowieso schwieri-
gen funktionellen Verflechtungen in einer umgrenzten Region zu „lokalisieren". So gehen wir wohl nicht fehl, wenn wir diese sicherlich zum klinischen Bild der Pickschen Krankheit gehörenden, weit verbreiteten Störungen im Emotionalen gewissen, im Beginn der Erkrankung bevorzugten
Atrophieschwerpunkten des Stirn- und Schläfenlappens in phylogenetisch frühen Regionen zuordnen.

Zur Diskussion diesbezüglich naheliegender klinisch-neuropathologi-
scher Zusammenhänge seien die in unseren Fällen vorgefundenen *Atrophieschwerpunkte entwicklungsgeschichtlich früher Regionen* nochmals zusammengefaßt. Dazu gehören vor allem die *frontotemporale Region* mit den
Hauptatrophiegebieten an Pol und Basis des Schläfenlappens und der hinteren Orbitalregion einschließlich des palaeocorticalen Gyrus subcallosus,
der Area praepiriformis sowie der Nucleus amygdalae mit corticalen und
basolateralen Kernkomplexen und der Stria terminalis, die Regio entorhinalis mit dem Gyrus parahippocampalis. Frontal zeichnen sich als Schwerpunkte außerdem die Regio cingularis periarchicorticalis und der ventrale
allocorticale Abschnitt der vorderen Insel ab. Berücksichtigt man die
neuerdings vorgenommene schärfere Differenzierung und Einteilung in
drei Gruppen, wobei man nur den *Papez circuit* als *limbisches System im
engeren Sinne* ansehen kann, so liegen *die meisten bevorzugten Regionen
außerhalb* des eigentlichen limbischen Systems.

Es ist also nicht das limbische System im engeren Sinne, das bei der
Pickschen Krankheit vorwiegend betroffen ist; Hauptschädigungsgebiete
sind die *Eingangspforten oder Verbindungsregionen des olfactorischen mit
dem limbischen System,* die die bei der Pickschen Krankheit in der Regel
vorkommenden Störungen im Emotionalen hervorrufen. Hier spielt der
Nucleus amygdalae mit den benachbarten Rindenregionen zweifellos eine

in klinischer Hinsicht sehr wichtige Rolle. Seine vielfach gesicherte funktionelle Bedeutung für die emotionale Sphäre — zusammen mit Stria terminalis, Hypothalamus und Septum — rückt ihn bei unseren Betrachtungen über emotionale Störungen im Verlauf der Pickschen Krankheit in den Vordergrund des Interesses; ist er doch in allen unseren Fällen irgendwie am Prozeß beteiligt, wobei die Schädigungskette von der völligen Verödung bis zu schweren Zellveränderungen, meist extremen Zellschwellungen, reicht.

Die Diskussion der letzten Jahre über Fragen der Emotion und deren anatomisch-physiologischer Entsprechung weisen eindeutig in Richtung auf eine *Trennung vom eigentlichen limbischen System* (Hassler, 1964b, 1967; Green, 1964). Die wenigen bisher publizierten klinischen Beobachtungen betrafen häufig mehr oder weniger lokal begrenzte Schäden in diesen basalen Regionen (Pilleri, 1967; Minauf u. Jellinger, 1970 u.a.). Sie lassen sich jedoch alle nicht so exakt gegen das Ammonshorn und den Papez circuit abgrenzen. Die Eigenständigkeit gegenüber dem engeren limbischen Funktionskreis zeigte sich bei unseren Fällen besonders deutlich in der meist scharfen unteren Grenze der Atrophie in der Hippocampusregion, von der atrophischen Regio entorhinalis zum erhaltenen Praesubiculum und Ammonshorn. Dem entspricht auch die vielfach nur geringe Schädigung des Fornix und der in unkomplizierten Fällen gute Zustand des vorderen Hauptkerns (Nucleus anterior principalis nach Hassler) des Thalamus, einer wichtigen Schaltstelle des Papez circuit.

Andererseits ist nicht zu verkennen, daß der atrophisierende Prozeß in einer im ganzen zwar geringen, aber doch nicht allzu seltenen Anzahl von Fällen bekanntlich auch auf das limbische System im engeren Sinne übergreift und in unterschiedlichem Grade Ammonshorn und Fornix befallen sein können; in unserer Serie von 27 Fällen ist das Ammonshorn viermal stärker atrophisch (Tabelle 1). Bei einigen Fällen mit deutlichem Überwiegen einer Seite ist auch der gleichseitige Fornix mit einer Markscheidendegeneration stärker beteiligt als in der geringergradig atrophischen Hemisphäre. Zweifellos kommt es demnach auf die Ausbreitung und das Stadium des Prozesses an, wobei Tempo und Dauer des Krankheitsverlaufs eine wesentliche Rolle spielen mögen. Bei sehr schweren Fällen kann, wie frühere Beobachtungen zeigen, auch der vordere Hauptkern des Thalamus stark atrophisch sein. Auch die regelmäßige Atrophie allocorticaler Areae des *Gyrus cinguli* ist hier zu erwähnen, der jedoch nach neueren Forschungen nicht mehr zum eigentlichen limbischen Kreis gerechnet werden kann (s. 1.3). Im Vergleich einer Serie von vielen Fällen wird man von einem *relativen Verschontbleiben* (Resistenz) des Ammonshorns und der Strukturen des limbischen Ringes sprechen können.

Der Auffassung, daß die Atrophie in den Anfangsstadien ihren Schwerpunkt nicht im eigentlichen limbischen System hat, entspricht auch das klinische Verlaufsbild, wenn man bedenkt, daß zumindest im Beginn des Krankheitsverlaus für gewöhnlich Gedächtnis und Merkfähigkeit, die dem limbischen Funktionskreis, vor allem dem Ammonshorn, zugeschrieben werden (Hassler, 1964a, 1967 u.a.), noch länger erhalten bleiben (Lüers

u. Spatz, 1957; s. auch 1.2). In späteren Stadien des klinischen Verlaufs ist eine Differenzierung allerdings nicht mehr möglich. So ergibt sich eine *klinisch-neuropathologische Korrelation.* Die weit verbreiteten emotionalen Störungen im Beginn des klinischen Verlaufs erlauben — unter Berücksichtigung physiologischer Forschungsergebnisse — eine *Zuordnung klinischer Symptome* auf umschriebene systematisch-atrophische Regionen an der Basis des Schläfenlappens. Nach allen bisherigen, experimentell gewonnenen Erkenntnissen müssen wir dafür am ehesten *corticale und basolaterale Kernkomplexe des Nucleus amygdalae* mit der efferenten *Stria terminalis* verantwortlich machen. Solche Zurodnungen zu einer bestimmt charakterisierten Region dürften vor allem dann erlaubt sein, wenn deren experimentell gesicherte Physiologie durch klinisch-neuropathologische Ausfallssyndrome untermauert ist und wenn sich das initiale organische Psychosyndrom auf früh dort auftretende, lokal definierte neuropathologische Schädigungsmuster beziehen läßt. Beides ist in den erwähnten Kernregionen des Nucleus amygdalae mit der Stria terminalis der Fall.

Bei der Kompliziertheit der in Frage stehenden Regionen gibt es aber sicherlich mehrere Störstellen im Emotionalen. Wir haben auch die mit dem Mandelkernkomplex in Verbindung stehenden funktionellen Systeme zu beachten. Dazu gehört in erster Linie der „basolaterale Kreis" von Livingston und Escobar (1971), der vom Nucleus amygdalae aus über die vordere temporale Rinde mit Verbindungen zu olfactorischer und Inselrinde — dorsomedialem Thalamus — Mandelkernkomplex einen Funktionskreis bildet. Der basolaterale Kreis ist getrennt vom Papez circuit, beide haben nur gemeinsame Projektionsgebiete. Dem basolateralen limbischen Kreis wird eine *Motilität emotionaler Äußerungen* zugeschrieben (Livingston u. Escobar, 1971). Eine *Zuordnung unserer emotionalen Störungen zu diesem Funktionskreis* — über den Nucleus amygdalae hinaus — erscheint umso eher angebracht, als die erwähnten Strukturen, Bestandteile der orbito-insulotemporalen polaren Region (Kaada, 1960, s. 1.3), ebenfalls zu den primär und systematisch befallenen allocorticalen Regionen gehören.

An dieser Stelle wäre es vielleicht angebracht, andere mögliche klinischanatomische Zuordnungen zu diskutieren. In der Tat stellt es sich jedoch als außerordentlich schwierig heraus, einzelne Symptome, selbst wenn sie als recht charakteristisch gelten, herauszugreifen und diese dann einer entsprechenden Atrophielokalisation zuzuordnen. Constantinidis et al. (1974) stellten die hauptsächlich frontal und temporal befallenen Typen der Atrophie heraus mit dem Ergebnis, daß der klinische Verlauf allein eine Unterscheidung der beiden Typen ermögliche. Uns ist es bei nahezu 50 Fällen bislang nicht möglich gewesen, anhand der Vorgeschichte etwa Differenzen in klinischen Verläufen von Frontal- und Temporaltypen herauszuarbeiten. Dies gilt auch für Verhaltensweisen, die bei der Pickschen Krankheit häufiger zu beobachten sind und die sich mit gewisser Wahrscheinlichkeit auch auf Funktionen limbischer oder olfactorischer Systeme beziehen lassen. Vor allem wäre hier die von vielen Autoren geschilderte enorme Gefräßigkeit im Endstadium der Erkrankung zu nennen (v. Bagh, 1946; Lüers u. Spatz, 1957; Delay u. Brion, 1962 u.a.). Am ehesten ist hier auch an Kerngebiete des Nucleus amygdalae zu denken (Pribram u. Bagshaw, 1953; Isaacson, 1974 u.a.). Der atrophisierende Prozeß hat sich jedoch dann meist schon so weit ausgebreitet, daß eine Zuordnung zu einer enger umschriebenen Region mehr oder weniger hypothetisch wird. Dazu gehören auch diejenigen oralen Verhaltensweisen, die als Teilsymptome eines Klüver-Bucy-Syndroms bekannt sind und die auch bei verschiedenen hirnatrophischen Prozessen, so bei M. Pick, beschrieben wurden (Pilleri, 1966). Solche Einzelsymptome, wie orale Tendenzen und Hypermetamorphose — leichte Ablenkbarkeit durch optische Reize —, die manchmal auch bei senil dementen Patienten zu beobachten sind, sind bei bereits fortgeschrittenen atrophischen Prozessen in der Regel als weitgehend unspezifisch anzusehen. Genauere klinisch-anatomische Zuordnungen zu einer umschriebenen Region sind hier nicht mehr möglich. Hinzu kommen bei M. Pick manche Auffälligkeiten im klinischen Verlauf, wie läppisches Verhalten oder Störungen der zeitlichen Orientierung, die aber nicht so charakteristisch sind und auch bei Psychosen oder Demenzformen anderer Art auftreten können. Die als klinische Frühsymptome oft besonders imponierenden, tiefgreifenden *Veränderungen der Persönlichkeit* hängen als klinisches Syndrom insgesamt sowohl nach pathologisch-anatomischen Erfahrungen als auch unter onto- und phylogenetischen Gesichtspunkten (Lüers u. Spatz, 1957; Spatz, 1962) mit atrophisierenden Veränderungen der bei der Pickschen Atrophie i. allg. ebenfalls beteiligten neocorticalen Abschnitten des frontotemporalen ,,basalen Neocortex" zusammen.

2 Feinere histologische Veränderungen. Zur Pathogenese der Nervenzellveränderungen. Verlauf des atrophisierenden Prozesses

2.1 Die verschiedenen Charakteristika der Nervenzellveränderungen; diagnostischer Stellenwert der sog. „Pick-Zellen"

In den Atrophieregionen und Prädilektionsgebieten der Pickschen Krankheit sind in der Regel Nervenzellveränderungen vorherrschend, die nicht ohne weiteres auf eine einheitliche Pathogenese schließen lassen. Am bekanntesten sind jene argentophilen Einschlüsse, die meist im Perikaryon mehr oder weniger geschwollener Nervenzellen vorkommen. Licht- und elektronenmikroskopische Untersuchungen der letzten Jahre bestätigten charakteristische Varianten der häufig als „Picksche Zellen" oder „Pick bodies" bezeichneten Einschlüsse. Schon Alzheimer (1911) stellte drei verschiedene Typen auf: 1. Nervenzellen mit argentophilen Kugeln, 2. Nervenzellen, bei denen das Cytoplasma in eine einzige argentophile Masse umgewandelt ist, 3. Nervenzellen mit sich verflechtenden und gleichmäßig gewundenen zarten Fasern im Cytoplasma, ähnlich denjenigen bei seniler Demenz.

Letzterer Typ dürfte mehr den bekannten Fibrillenveränderungen entsprechen und für Picksche Zellveränderungen im engeren Sinne nicht charakteristisch sein. Elektronenmikroskopisch entsprechen sie den gewundenen Tubuli, wie man sie bei M. Alzheimer findet. Auf die klare Abgrenzung zu den charakteristischen Einschlüssen bei M. Pick wurde mehrmals verwiesen (Schochet et al., 1968; Terry, 1971).

Der *ultrastrukturelle Aufbau* der intracytoplasmatischen argentophilen Einschlüsse konnte sowohl an autoptischen Fällen (Schochet et al., 1968. Rewcastle u. Ball, 1968; Towfighi, 1972) als auch anhand von Biopsien (Wisnieski et al., 1972; Brion u. Mikol, 1971) weitgehend geklärt werden. Den bioptischen Untersuchungen gemeinsam ist der Befund von vermehrten Neurofilamenten in einer Größenordnung von 100–120 Å, die in autoptischen Fällen als unregelmäßiges Netz ausgebreitet sind, dazwischen haufenförmige Ansammlung feinkörniger Gebilde, die vielfach als Ribonuclein-Partikel oder Ribosom-ähnliche Aggregate gedeutet werden (Schochet et al., 1968). Elektronenmikroskopische Studien anhand von Biopsien ergaben einen differenzierten Einblick in den ultrastrukturellen Aufbau der argentophilen Einschlüsse, da dabei postmortal bedingte Veränderungen wegfallen. Während bei den autoptischen Fällen Filamente in einer Größenordnung von etwa 200 Å beschrieben wurden (Schochet et al., 1968; Towfighi, 1972), wurden anhand der bioptischen Untersuchungen vor allem Differenzen zwischen den Neurotubuli in der Größe von 240 Å und den Neurofilamenten von 100 Å stärker herausgestellt. Im wesentlichen werden drei Arten von Zellveränderungen unterschieden: 1. Nervenzellen mit den charakteristischen argentophilen Kugeln oder Pick bodies, 2. Nervenzellen mit einer gleichmäßig über das ganze Cytoplasma verteilten Anhäufung von Neurofilamenten und Tubuli, 3. Nervenzellen, die neben Ansammlungen von Neurofilamenten und Tubuli in diffuser Verteilung Reste eines endoplasmatischen Reticulums zeigen (Wisniewski et al., 1972). Nervenzellen ohne argentophile Einschlüsse werden unterteilt in 1. die zentrale Chromatolyse und 2. nur mäßig aufgeblähte bzw. geschwollene Nervenzellen. Elektronenmikroskopisch enthält die *erste Form* quantitativ vermehrte Neurotubuli von 240 Å mit nur wenigen Neurofilamenten; bei der *zweiten Form* sind sowohl die Neurotubuli als auch die Neurofilamente zahlreich (Brion u. Mikol, 1971). Nach Terry (1971) gibt es ein reziprokes Verhältnis zwischen den Neurofilamenten und den Tubuli insofern, als bei Verminderung des einen Anteils die andere Gruppe der Organellen jeweils vermehrt auftritt. Den argentophilen Einschlüssen entsprechen zahlreiche miteinander gekreuzte, regellos verstreute Filamente in einer Größenordnung von 100 Å, während normale Tubuli von 240 Å in geringerer Anzahl mehr an der Peripherie liegen. Gegen die Umgebung besteht keine scharfe Abgrenzung oder Grenzmembran. Zwischen den verschiedenen Arten der Nervenzellveränderungen gibt es keine Übergangsformen (Brion u. Mikol, 1971). Bei den Filamenten und Tubuli handelt es sich nicht um degenerierende Neurofibrillen, sondern um kurze Abschnitte sonst normaler Neurofilamente und Tubuli. Variationen innerhalb dieser Gruppe argentophiler Einschlüsse werden beschrieben, „der Grad des Befalls des endoplasmatischen Reticulums variiert von Zelle zu Zelle (Wisniewski et al., 1972).

Lichtmikroskopisch konnten bei unseren Fällen unterschiedliche Formen argentophiler Einschlüsse im Perikaryon von Nervenzellen in verschiedenen Regionen des Zentralnervensystems mittels einer speziellen Silbermethode (nach Tsujiyama) dargestellt werden. Vielfach trifft man im Perikaryon der Nervenzellen nicht auf die bekannten „argentophilen Kugeln", sondern auf mehr oder weniger weit verbreitete, unterschiedlich geformte Einschlüsse, die sich dunkel-homogen abheben und oft eine große Fläche im Cytoplasma größerer Nervenzellen einnehmen. Dabei kann der Kern etwas an die Seite gerückt sein (Abb. 20a). In einigen Regionen fallen besonders häufig ungewöhnliche Formen von Einschlüssen auf; bevorzugt ist die *Hippocampusregion,* vor allem das Subiculum. Abbildung 20b zeigt sehr unterschiedlich geformte Einschlüsse im Subiculum. Argentophile Massen lassen sich verschiedentlich nicht neben dem Kern im Perikaryon, sondern in einiger Entfernung davon darstellen, wobei sie weit in den Spitzendendriten hineinreichen. Eine Darstellung der Nervenzelle mit argentophilen Kugeln im Perikaryon mittels der klassischen Bieschowsky-Methode bestätigt den etwas an den Rand gerückten Kern, wobei die Zellfortsätze verdickt und der Spitzendendrit korkzieherartig gewunden erscheinen (Abb. 20c).

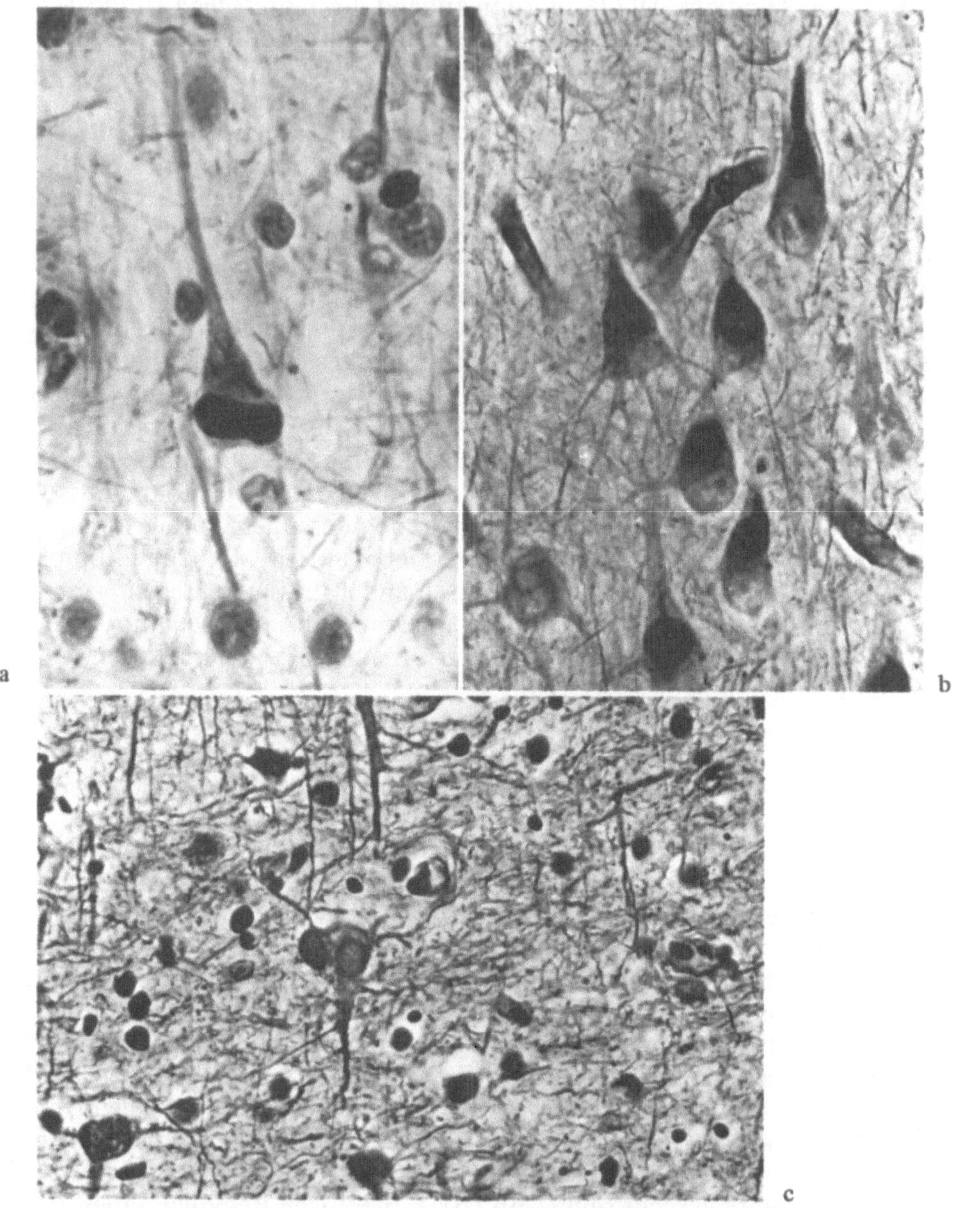

Abb. 20a—c. Verschiedene Formen argentophiler Einschlüsse. **a** Atrophieregion des Schläfenlappens. Argentophiler Einschluß im Perikaryon einer Pyramidenzelle. Silbermethode, x 480. **b** Ungewöhnliche Formen argentophiler Einschlüsse in Nervenzellen des Subiculum. Silbermethode, x 245. **c** Leichte Atrophieregion der Konvexität. Pyramidenzelle der Schicht III mit argentophiler Kugel. Bielschowsky, x 120

Bei mehreren Fällen fanden wir in der *Hippocampusregion* jene stäbchenähnlichen eosinophilen Formationen nahe am Perikaryon von Nervenzellen des Sommerschen Sektors, in den letzten Jahren bekannt geworden als sog. *Hirano bodies.* Nachdem sie bereits von Hirano et al. (1968) bei Einwohnern der Insel Guam mit Parkinsonismus-Dementia-Komplex und amyotropher Lateralsklerose ultrastrukturell aufgeklärt worden waren, wurden sie von Schochet et al. (1968, Rewcastle und Ball (1968), Brion u. Mikol (1971) bei der Pickschen Krankheit beschrieben. *Elektronenmikroskopisch* handelt es sich um zahlreiche dichte, regelmäßig angeordnete Fibrillen (bis 100 Å), die in einer breiteren Zwischensubstanz aus mehreren Schichten von geringerer Dichte (150 Å) liegen. Sie bilden ein unregelmäßiges, manchmal fischgrätenähnliches Muster oder Gitter von quergekreuzten Filamenten und sind meist an die Nervenzellen angelehnt (Terry, 1971). Ihre Genese im Sinne einer besonderen Reaktionsweise des Axons wird diskutiert (Brion u. Mikol, 1971). Schon Hirano et al. (1968) wiesen auf ihre Unspezifität hin, da sie bei Alzheimerscher und Pickscher Krankheit, seniler Demenz und hie und da auch bei alten Menschen ohne bestimmt charakterisierte Erkrankung vorkommen. Tomonaga (1974) wies in 50% der Fälle alter Individuen im Ammonshorn Hirano bodies nach, die hauptsächlich aus Protein bestehen. Elektronenmikroskopisch fand er ebenfalls ein Gitter von quergekreuzten Filamenten in einer Größenordnung von 100 Å.

Die in den meisten typischen Fällen vorhandenen *Zellschwellungen* sind keineswegs mit den sog. „Pick-Zellen" identisch. In verschiedenen Regionen verstreut finden sich, ohne daß man dabei irgendeine Regel aufstellen könnte, neben den sog. Pick-Zellen voll ausgeprägte Zellschwellungen im Silberpräparat ohne argentophile Einschlüsse. Umgekehrt wurden argentophile Einschlüsse bei anderen Erkrankungen beobachtet (progressive Paralyse, andere Encephalitiden, verschiedene Markprozesse, Erweichungsherde, Tumoren u.a.; Williams, 1935). Seit langem ist demnach bekannt, daß die sog. Pick-Zelle höchstens *charakteristisch, keineswegs aber spezifisch* ist oder das einzige spezifische Kriterium für die Picksche Krankheit darstellt (Rewcastle u. Ball, 1968). Wie bei anderen sog. spezifischen Nervenzellveränderungen sollte man sich auch hier nicht zu sehr nur auf eine sicherlich pathogenetisch interessante Zellveränderung festlegen. Schon Spielmeyer (1930) hat darauf hingewiesen, daß wir eine Krankheit i. allg. nicht an den Nervenzellveränderungen allein diagnostizieren können.

In 8 unserer Fälle fand sich in den Atrophieregionen nur die einfache Atrophie der Nervenzelle, es waren weder Zellschwellungen noch argentophile Einschlüsse vorhanden. Etwaige Zusammenhänge mit Beginn und Verlauf des Prozesses kann man aus diesen morphologisch wenig ausgeprägten Veränderungen nicht ersehen. So erstreckte sich bei *Fall 3* bei einem Krankheitsbeginn mit *35 Jahren* die Erkrankung über *2 Jahre und 10 Monate,* bei *Fall 12* bei Beginn im gleichen Alter über *3 1/2 Jahre.* Während bei *Fall 3* die Zellschwellungen nur gering ausgeprägt sind, beherrscht bei *Fall 12* nur die einfache Zellatrophie das Bild in den Atrophieregionen. In beiden Fällen enthalten die Nervenzellen keine argento-

58

philen Einschlüsse bei relativ raschem Verlauf des ersten Falles. Umgekehrt sind bei *Fall 22* bei nur langsam progredientem Verlauf von ca.
3 Jahren neben einfachen Atrophien gut ausgeprägte Zellschwellungen
und argentophile Kugeln vorhanden, außerdem finden sich Kriterien eines
lebhaften Abbaus in der Rinde und mobilen Abbaus im Mark. Bei *Fall 27*
sind bei sehr genau beobachtetem *10jährigem Krankheitsverlauf,* ebenfalls
nur leichten Zellschwellungen, bei sehr typisch ausgeprägtem Atrophiemuster und noch deutlichen fixen Abbauerscheinungen in den Atrophiezonen keine argentophilen Kugeln vorhanden. Abbildung 21 zeigt die oberen Rindenschichten aus der Atrophieregion des Schläfenlappens, sonst

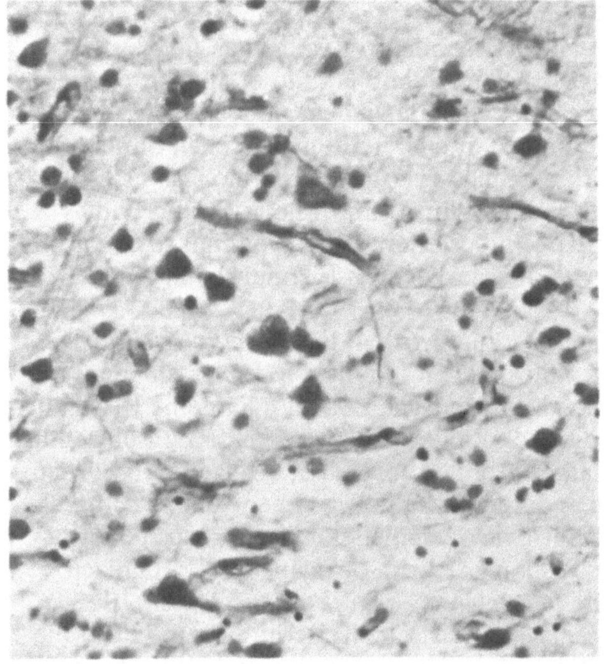

Abb. 21. Fall 27. Gyrus parahippocampalis. Atrophieregion oberer Rindenschichten ohne argentophile Kugeln. Silbermethode, x 130

eine bevorzugte Region für argentophile Einschlüsse in den Neuronen.
Aber auch bei den übrigen Fällen trifft man immer wieder in der Rinde
auf Nervenzellen mit stärkeren Schwellungszuständen ohne die erwartete
argentophile Kugel (Abb. 22a,b). Umgekehrt findet man auch in Regionen
mit Nervenzellen ohne die charakteristischen Zellschwellungen manchmal
massenhaft argentophile Kugeln im Perikaryon. Die kleinen Nervenzellen
der *Fascia dentata,* bei denen man nur selten angedeutete Schwellungszustände sieht, kann man als ein nicht seltenes Beispiel anführen. Abbildung 23 zeigt die Region der Fascia dentata unseres *Falles 25* ohne sichere
Nervenzellschwellungen, mit argentophilen Kugeln im Perikaryon nahezu
aller Nervenzellen. Es ist eben nicht jede Nervenzellschwellung mit der
sog. Pick-Zelle identisch, worauf bereits Lüers und Spatz (1957), Haller-

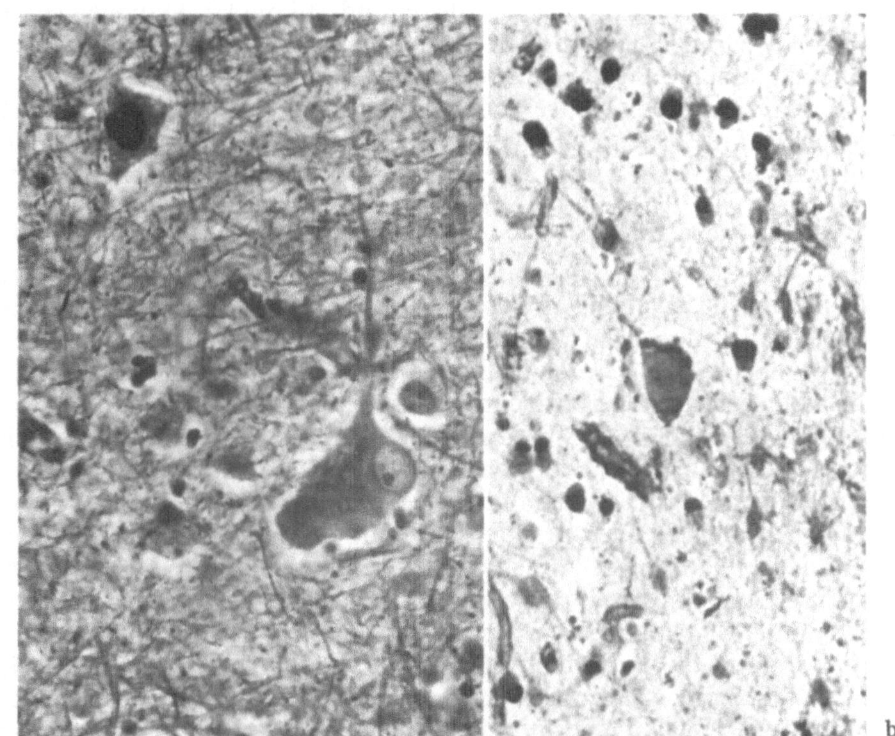

Abb. 22a,b. Nervenzellen mit Schwellungen ohne argentophile Einschlüsse. Silbermethode. a Fall 26. Rinde des Gyrus parahippocampalis. x 120. b Fall 25. Gleiche Region. x 50

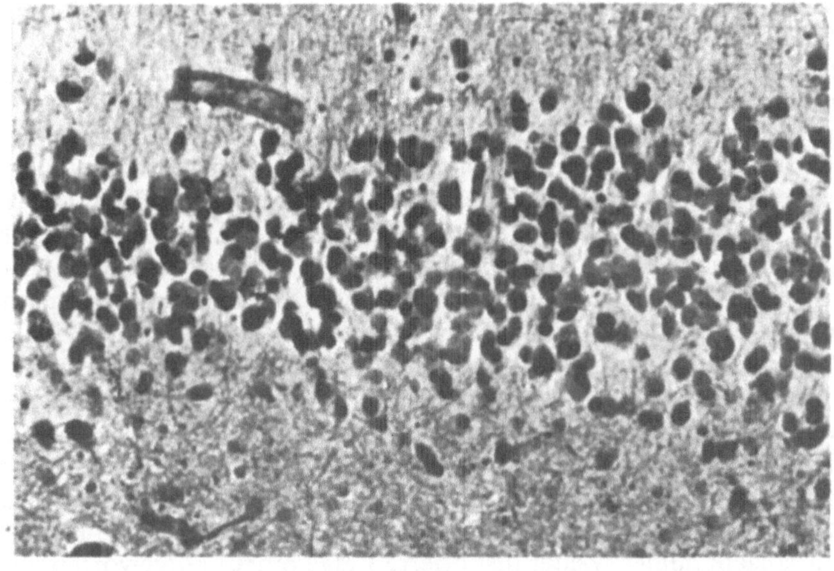

Abb. 23. Ammonshorn, Fascia dentata. Argentophile Einschlüsse in allen Nervenzellen. Silbermethode, x 45

vorden (1957), H. Jakob (1961), Brion und Mikol (1971) hingewiesen
haben. Die Gründe dafür sind noch nicht bekannt, weil ja auch die Fakto-
renkonstellation unbekannt ist, die zur Genese der sog. Pick-Zelle führt.
Die Signifikanz dieser Zellveränderungen besitzt demnach, für sich allein
gesehen, keinen so hohen Stellenwert, d.h. *das Fehlen der charakteristischen Zellschwellungen* mit argentophilen Einschlüssen *berechtigt noch
nicht dazu, eine Picksche Atrophie auszuschließen.*

Die Genese der bei der Pickschen Atrophie sehr auffälligen Zellschwellungen war von jeher Gegenstand der Diskussion. Bekanntlich hat Spatz
die Nervenzellschwellung als *primäre Reizung* oder *retrograde Reaktion*
der Zelle auf eine primäre Schädigung des Achsenzylinders aufgefaßt.
Andererseits wurde bereits von Scholz (1957b) eingewandt, daß der Unterschied zur primären Reizung darin bestehe, daß die Zelle ja letztlich
zugrunde gehe. Die Vergrößerung des Zellvolumens gegenüber Normalzel-
len sei auch nicht so eindeutig, häufig treffe man in Degenerationsgebieten
bereits auf eine primäre Abnahme des Volumens. Schließlich kommen hie
und da auffallende Zellformen vor, die mit der primären Reizung formal
nicht mehr die geringste Ähnlichkeit haben. Solche Formen sind gerade
in Atrophieregionen sehr ausgeprägt. Abbildung 24 zeigt verschiedene
hochgradige Schwellungen in Atrophieregionen des Stirn- und Schläfenlappens. Keine dieser Formen ist morphologisch mit der primären Reizung
Nissls oder axonalen Reaktion, mit der zentralen Chromatolyse und der
Kernverlagerung an die Peripherie der Zelle identisch; man möchte hier
eher an eine Eigenerkrankung der Zelle denken. Das Cytoplasma ist
nahezu extrem geschwollen und manchmal so blaß, daß es im Nissl-Präparat kaum mehr sichtbar ist. Der Kern, leicht vergrößert und etwas heller,
ist nicht sehr an die Peripherie gerückt (Abb. 24a). Bei anderen Formen
erscheint das geschwollene Cytoplasma vollkommen homogen, fast zer-
fließlich, der Kern liegt ganz am Rande oder fast außerhalb des Cytoplas-
mas, so daß man von einer axonalen Reaktion der Zelle nach dem licht-
mikroskopischen Bild wenig überzeugt ist (Abb. 24b,c). Selten trifft man
auch auf eigenartige Verformungen des Zellkerns (Abb. 24d). Gegen eine
allzu eingeengte pathogenetische Deutung der primären Reizung der Nervenzelle hatte sich bereits Spielmeyer (1930) ausgesprochen. Das Vorkommen von Nervenzellschwellungen in Regionen, die weder eine laminäre
Atrophie noch irgendwelche Veränderungen im subcorticalen Mark erkennen lassen, ist ein weiteres Kriterium gegen die meist erörterte pathogenetische Kennzeichnung der Zellveränderung als einer axonalen Reaktion.
Beispielsweise kommen oft auch in typischen Fällen außerhalb der Atrophieregionen, an Stellen ohne laminäre Atrophie und ohne jede Veränderung im Mark, Zellschwellungen in verschiedenen Schichten vor (Abb. 25).
Gerade auch bei Schwellungen in den unteren Rindenschichten können
Veränderungen an den Axonen vermißt werden, was eindeutig gegen eine
axonale Reaktion spricht (Abb. 26). Damit wird zwangsläufig die schon
seit langem immer wieder diskutierte Frage erneut aufgeworfen, ob die
Veränderungen in der Rinde tatsächlich als sekundäre Folge von Markver-
änderungen aufzufassen seien.

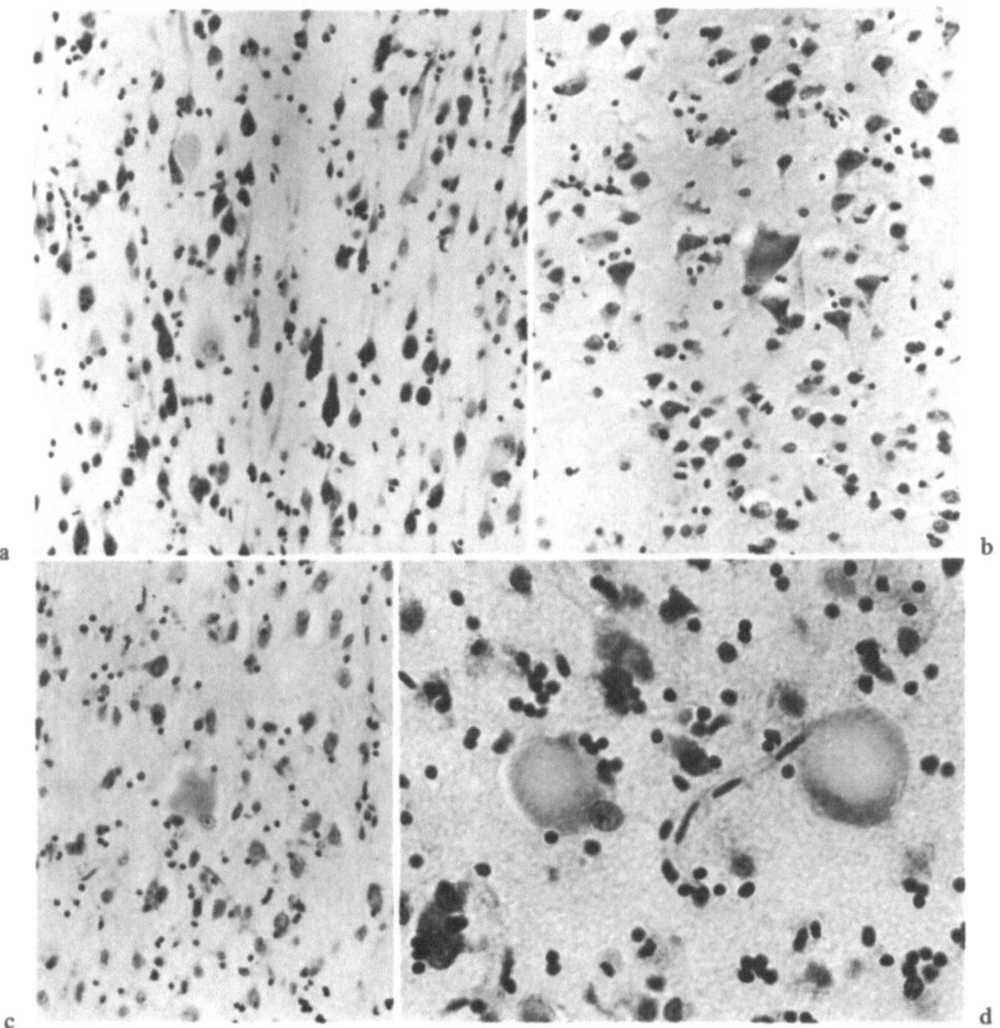

Abb. 24a—d. Seltene Formen von Zellschwellungen in Atrophieregionen. Nissl. a Ventrale paralimbische Zone. x 25. b Schläfenlappenregion. Schwellung einer Pyramidenzelle der Schicht V. x 165. c Zellschwellung mittlere Schläfenlappenregion, Schicht II. x 80. d Basalregion des Schläfenlappens, Schicht V. x 120

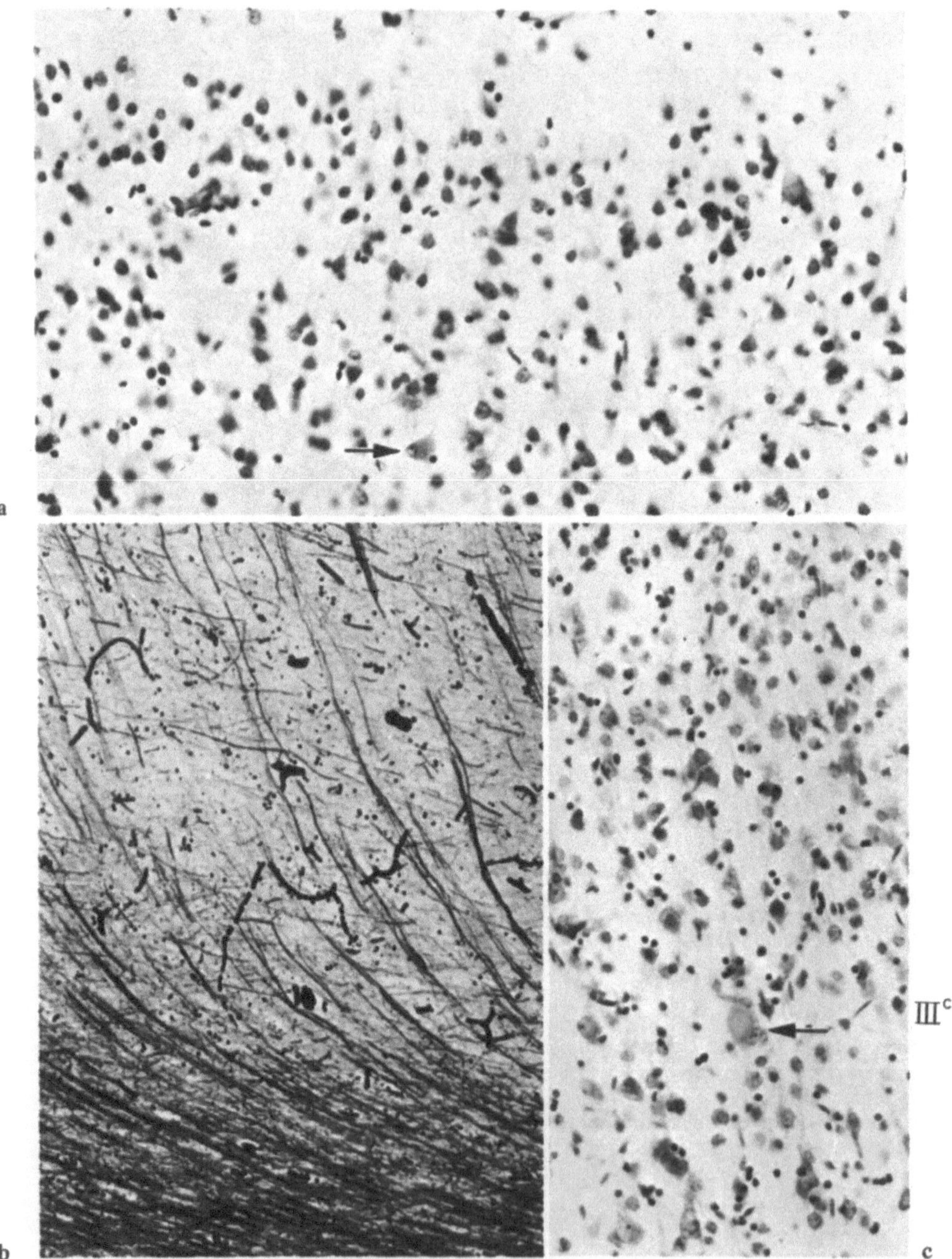

Abb. 25a—c. Nervenzellschwellungen in Regionen ohne Atrophie. a Obere Temporalregion. Schicht IIIa ohne Atrophie. ↑ Zellschwellung. Nissl, x 80. b Gleiche Region.
Guter Zustand der in die Rinde einstrahlenden Markscheiden. Heidenhain-Woelcke,
x 65. c Rinde der unteren Parietalregion. ↑ Nervenzellschwellung in Schicht IIIc. Nissl,
x 165

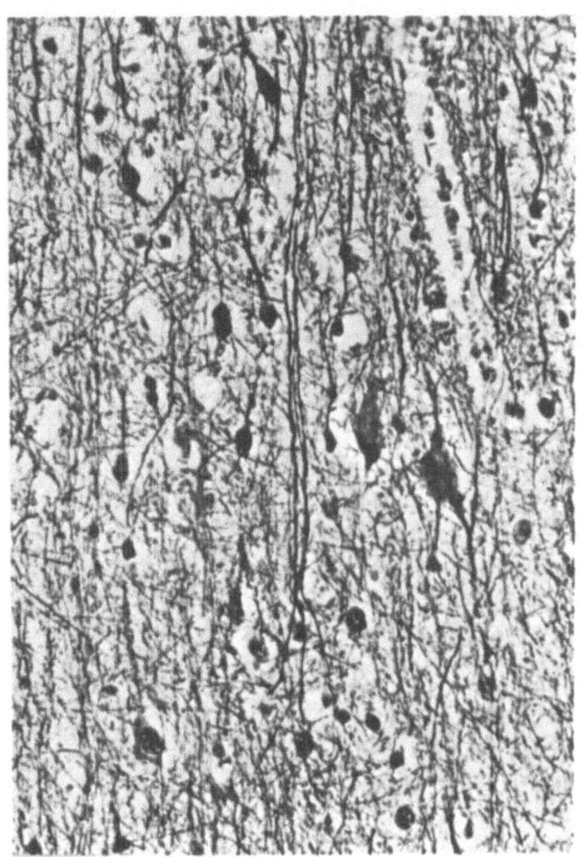

Abb. 26. Obere Frontalwindung ohne Atrophie. Zellschwellung in unteren Rindenschichten bei normaler Axondarstellung. Bodian, x 165

2.2 Prozeßbeginn im Verhältnis Mark-Rinde

In der Frage des *Atrophieschwerpunktes* neigte man lange Zeit der Auffassung einer primären Markerkrankung zu, nicht zuletzt wegen der manchmal ausgeprägten subcorticalen Gliosen (v. Braunmühl, 1930; Lüers u. Spatz, 1957 u.a.). Doch blieben die Einwände gegen ein sekundäres Geschehen in der Rinde nicht aus. Scholz (1957b) und H. Jacob (1957) wiesen darauf hin, daß man auch bei so eingreifenden Markprozessen wie der metachromatischen Leukodystrophie mit nahezu totaler Zerstörung der Axone im Mark keine oder nur vereinzelte Nervenzellschwellungen, nie aber das charakteristische Bild der „Pick-Zellen" oder gar eine laminäre Atrophie mit Status spongiosus in der Rinde sehen könne. Auch experimentell sei es nach einer Mitteilung Cajals (1928) bislang nicht gelungen, die Veränderungen durch Unterschneidung der Gehirnrinde zu erzeugen (Schochet et al., 1968). Auf die gleiche Diskrepanz im vermuteten Ablauf des atrophisierenden Prozesses wiesen Wisniewski et al. (1972) hin, wenn elektronenmikroskopische Untersuchungen die Annahme eines sekundären Geschehens bei den Zellschwellungen — mit und ohne argentophile Einschlüsse — nahelegten. Andere Autoren äußerten sich indessen eher skeptisch und betonten unsere Unkenntnis der formalen Genese der Zellveränderung (Brion u. Mikol, 1971). Da im Anfangsstadium des atrophisierenden Prozesses als erstes die Markscheiden ihre Doppelbrechung in der Rinde und an der Markrindengrenze verlieren, neigten wir aufgrund früherer Untersuchungen dazu, den Beginn der Atrophie in die Rinde, nucleoproximal in den engeren Bereich der Nervenzelle zu verlegen (H. Jakob, 1961). Auch an diesen Fällen konnte die Erfahrung erhärtet werden, daß sich das Mark in Regionen mit ausgeprägter laminärer Atrophie in oberen Rindenschichten noch in einem relativ guten Zustand befindet, jedenfalls keine der Rindenatrophie entsprechende Aufhellung erkennen läßt (Abb. 27).

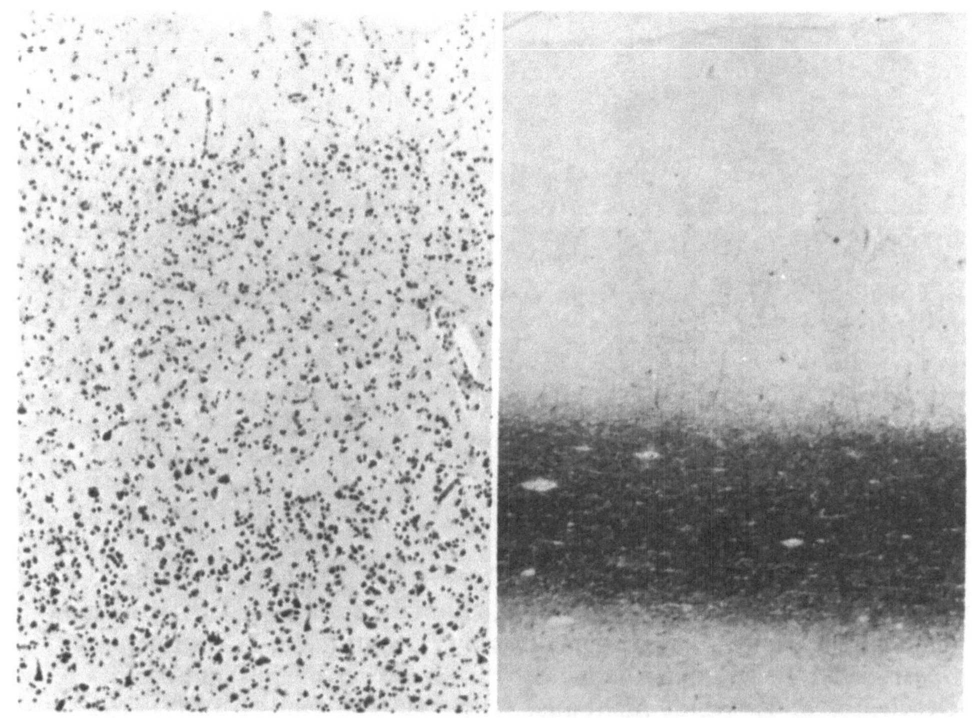

Abb. 27a,b. Leichte Atrophie; Verhältnis Mark—Rinde. Unterfläche des Gyrus temporalis superior. a Laminäre Atrophie in Schicht III. Kresylviolett, x 40. b Degeneration der Markscheiden in der Rinde, Mark gut erhalten. Klüver-Barrera, x 15

Um *frühe Veränderungen* an der *Markscheide* erfassen zu können, wandten wir eine *Marchi-Modifikation* an, die *Osmium-Tetroxyd-Alpha-Naphthylamin-Methode (OTAN)* nach Adams (1965). Die im Beginn der Degeneration auftretenden Veränderungen in den Lipidfraktionen der Markscheiden lassen sich durch diese Methode gut darstellen. Während sich bei der *OTAN-Methode* die normalerweise in der Markscheide vorhandenen Lipidkomplexe – Cerebroside, Sphingomyeline, Phosphoglyceride u.a. – orange-rot anfärben, nehmen ungesättigte hydrophobe Lipide eine schwarze Tönung an. Nahezu spezifisch ist die Methode für ungesättigte Phospholipide, *spezifisch* für *hydrophobe* Marchi-positive *ungesättigte Lipide*. Wahrscheinlich handelt es sich bei der sog. Marchi-Substanz im wesentlichen um *Cholesterinester,* die bei der Degeneration der Markscheide vermehrt auftreten. Für die ebenfalls im Lipidkomplex der Markscheide vorkommenden *Sphingomyeline* wurde die *NaOH-OTAN-Methode* entwickelt. Durch Vorbehandlung mit Natronlauge werden Alkali-labile Phosphoglyceride mittels alkalischer Hydrolyse aufgespalten; die Methode ist dadurch in hohem Maße spezifisch für das stabilere Sphingomyelin. Letzteres und andere Alkali-resistente Phospholipide werden mit der *NaOH-OTAN-Methode* orange-rot gefärbt, ungesättigte *Cholesterin-* und *Triglyceridester* erscheinen wie bei der OTAN-Methode schwarz (Adams, 1965).

Bei *Fall 12* wurden Blöcke aus der linken hinteren Parietalregion sowohl für die *OTAN-* und *NaOH-OTAN-Methode* als auch für Routine-Untersuchungen in Übersichten entnommen. In dieser Region zeigte sich eine leichte Atrophie der Rinde. Mit der einfachen Osmium-Modifikation (OTAN) färbt sich das Mark noch gleichmäßig rot an; dagegen weisen viele der in die Rinde einstrahlenden Radiärfasern eine deutliche Schwärzung auf, deren Beginn innerhalb der Rinde gut zur Darstellung kommt (Abb. 28). In mittleren und oberen Rindenschichten liegen reichlich Marchi-positive Lipide, schwarze Körnchen um Kapillaren, vielfach auch in Gliazellen aufgenommen. Die Markscheiden sind hier bereits zugrunde gegangen.

Mit dieser Methode kommt ein Degenerationsprozeß der Markscheiden in einer leicht atrophischen Region in einem noch relativ frühen Stadium zur Darstellung, wobei der Beginn des atrophisierenden Prozesses bereits abgelaufen ist. Während das Mark noch unverändert ist, zeigen die Markscheiden etwa im unteren Drittel der Rinde eine beginnende Degeneration, die sich zum Mark hin gut abgrenzen läßt. Nach oben verstärkt sie sich bis zu den bereits abgelaufenen Degenerations- und Zerfallsvorgängen der Markscheide in den oberen Rindenschichten. Hier findet man die bekannten diskreten fixen Abbau- und Transportvorgänge der Markscheidenlipide. Der schon früher anhand von Markscheidenpräparaten gewonnene, recht deutliche Hinweis auf die Rinde als primären Sitz des atrophisierenden Prozesses konnte damit histochemisch weiter untermauert werden. Es fragt sich nun, wie sich der Prozeß in den oberen Rindenschichten im Beginn abspielt und wieweit man auf eine konstante Schichtenfolge am Anfang des Prozesses schließen kann.

2.3 Die Systematik des atropisierenden Prozesses in der Rinde. Zur Pathogenese der argentophilen Einschlüsse

Untersuchungen zur Frage der laminären Atrophie systemähnlichen Charakters in der Rinde sind noch relativ jüngeren Datums. Erst durch die Arbeiten von M. Vogt (1928), C. und O. Vogt (1942) wurde bekannt, daß der atrophisierende Prozeß in der Rinde eine Auswahl der Schichten trifft

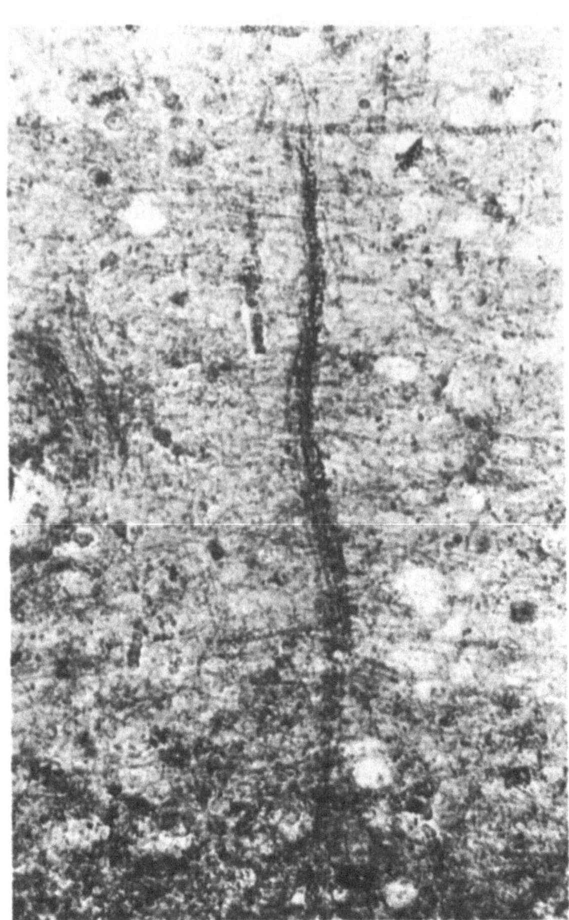

Abb. 28. Fall 12. Linke hintere Parietalregion. In die Rinde einstrahlende Radiärfasern mit beginnender Schwärzung. Osmium-Modifikation, OTAN, x 165

und dabei eine immer wiederkehrende, konstante Reihenfolge innerhalb der Schichten I–III einhält. Eine Systematik oder auch nur eine gewisse Konstanz der Schichtenfolge des atrophisierenden Prozesses in der Rinde war bis in die neuere Zeit hinein umstritten (Ferraro u. Jervis, 1936; Poppe u. Tennstedt, 1963 u.a.). Demgegenüber haben Spatz (1936), Lüers und Spatz (1957) an einer konstanten Atrophiefolge der oberen Rindenschichten unter Hinweis auf eine gewisse Variationsbreite aufgrund ihres großen Materials festgehalten. Andere Autoren haben in wenigen Fällen eine Bevorzugung unterer Schichten angegeben, was jedoch nach allen bisherigen Erfahrungen nicht dem üblichen Atrophietyp entspricht (Löwenberg, 1936 u.a.). Ausdrücklich sei darauf verwiesen, daß nach den cytoarchitektonischen Atrophiemustern auch dieser Fälle *eine konstante Schichtenfolge des atrophisierenden Prozesses das einzige wirklich spezifische Merkmal der Pickschen Krankheit* darstellt, da die sog. Pick-Zellen nur fakultativ vorkommen. Im Vordergrund des Interesses steht die Frage nach der Schichtauswahl im Beginn des Prozesses. Während durch die Untersuchun-

gen von Schiffer (1955) der Beginn der Atrophie in der Schicht III a bestätigt wurde, wurde die weitere Schichtenfolge nicht ganz einheitlich angegeben. Nach Untersuchungen von M. Vogt (1928) folgen der Schicht III a
die Schichten III b und c, dann I und II. Vielfach wurde auch das Persistie-
ren der Schicht II hervorgehoben (v. Braunmühl, 1930; v. Bagh, 1946).
Zweifellos gibt es gewisse Variationen der Schichtenfolge in engen Grenzen, auch wenn sie außerordentlich selten sein dürften. In unserer früheren
Serie fanden wir an 13 Fällen eine gewisse Resistenz der Schicht III c und
eine stärkere Anfälligkeit der Schichten III a und b [8]. Auf die Schichten
III a und b folgt in der Regel Schicht II. Wegen der etwas variierenden
Befunde konnten wir uns, jedenfalls was die Schicht II betrifft, noch nicht
ganz festlegen und mußten offenlassen, ob nicht in einigen Fällen auf die
Schicht III a gleich die Schicht II folgt. Anhand dieser Serie sind wir der
Schichtatrophie in leicht atrophischen Regionen erneut nachgegangen.
Wir fanden eine sehr klare, konstante Folge der laminären Atrophie der
Rinde. In Verfolgung der Rinde anhand von Hemisphärenpräparaten von
normalen in atrophische Regionen ergab sich in 15 unkomplizierten Fällen, daß als erstes die Schichten III a—III b und dann, bei stärkeren Atrophiegraden, die Schicht II zugrunde geht. Mithin ist streckenweise die
*Schicht II zwischen der Molekualrschicht und der Verödungszone von III a
isoliert* (Abb. 29, 30). Die Frage einer klaren Konstanz der Schichtenfolge
wurde schon seit jeher als besonders schwierig angesehen. Allerdings gab
schon v. Braunmühl, der sich im Grundsatz positiv zur Schichtatrophie mit
Beginn in den oberen Rindenschichten aussprach, in seinem Handbuchbeitrag (1930) anhand seiner Abb. 11 einen deutlichen Hinweis auf die stärkere Resistenz der Schicht II. Die klarste Atrophie der Schicht III a ist aus
Abb. 30 zu ersehen. Die Nervenzellen der erhaltenen Schicht zeigen hier
meist ausgeprägte Schwellungen. Jedenfalls ist der *Beginn der Atrophie*
immer in die *oberen Rindenschichten* zu verlegen. In der Regel ergreift
sie der Reihe nach *die Schichten III a – III b – II – III c,* wobei Lamina I
zunächst unberücksichtigt bleiben soll. Als nächste werden die Schichten
V und VI ergriffen, während Schicht IV bekanntlich länger erhalten bleibt.

Der atrophisierende Prozeß wird in der Regel in allen nicht überlagerten Fällen von einem *Status spongiosus* begleitet, der schon bei leichter
Atrophie ebenfalls in den oberen Rindenschichten entstehen kann. Er
beginnt in der Schicht II und zeigt sich bei leichten Atrophiegraden oft
betont in dieser Schicht (Abb. 31). Bei geringem Atrophiegrad ist auch
der Status spongiosus nur fakultativ. In unserer früheren Serie fehlte er in
einem gering atrophischen Fall, in dieser Untersuchungsreihe ist er in allen
charakteristischen Fällen in unterschiedlicher regionärer Verteilung vorhanden. Bei mittelgradiger bis starker Atrophie breitet er sich meist über
die ganze Rinde aus und folgt hier etwa den Verödungszonen der Rinde.

---

8 Lüers und Spatz (1957) bringen in Abb. 28 ihres Handbuchbeitrages (S. 673) eine
   Verödungszone oberer Schichten, die bis zur Schicht III b reicht, während Schicht
   III c noch erhalten scheint.

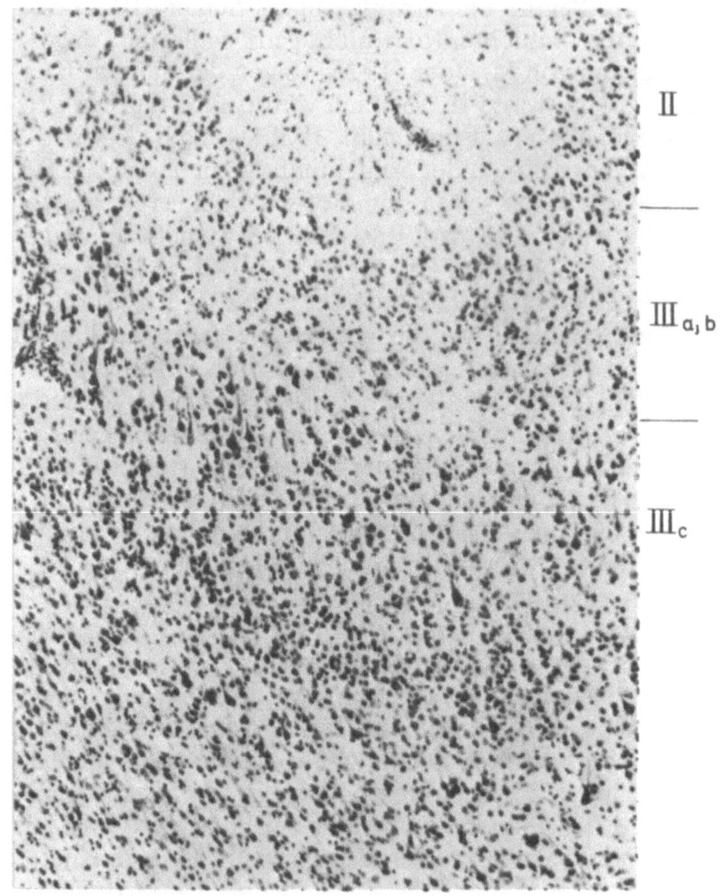

Abb. 29. Fall 12. Übersicht, rechter Gyrus cinguli. Area 33 Br. Beginn der Atrophie in den Schichten III a und b. Nissl, x 25

Scholz hat mehrmals darauf hingewiesen, daß alle bisherigen Deutungsversuche unbefriedigend geblieben sind, zumal in diesen Fällen von einer Insuffizienz der Faserglia, die in den Atrophiegebieten meist erheblich gewuchert ist, keine Rede sein kann.

Ein sehr verläßliches Kriterium für das Ausmaß des Schadens im Neuropil ist die Intensität der *gliösen Ersatzwucherung* (Scholz, 1957a). An lokalen Intensitätsunterschieden der Gliose zeigt sich der Beginn der Atrophie in den oberen Rindenschichten. Bei leichter bis mittelgradiger Atrophie sehen wir eine verstärkte Randsklerose und eine feine Gliose oberer Rindenschichten mit leichter, aber deutlicher Verstärkung in der Molekularschicht (Abb. 32). Mit dieser lokalen Akzentuierung wird das Interesse auf die i. allg. vernachlässigte *Lamina I* gelenkt. Gleichermaßen wie die leichte Akzentuierung der Gliose weisen uns *Fettmethoden* zur Darstellung des in der Regel fixen Abbaus darauf hin, daß sich gerade in atrophi-

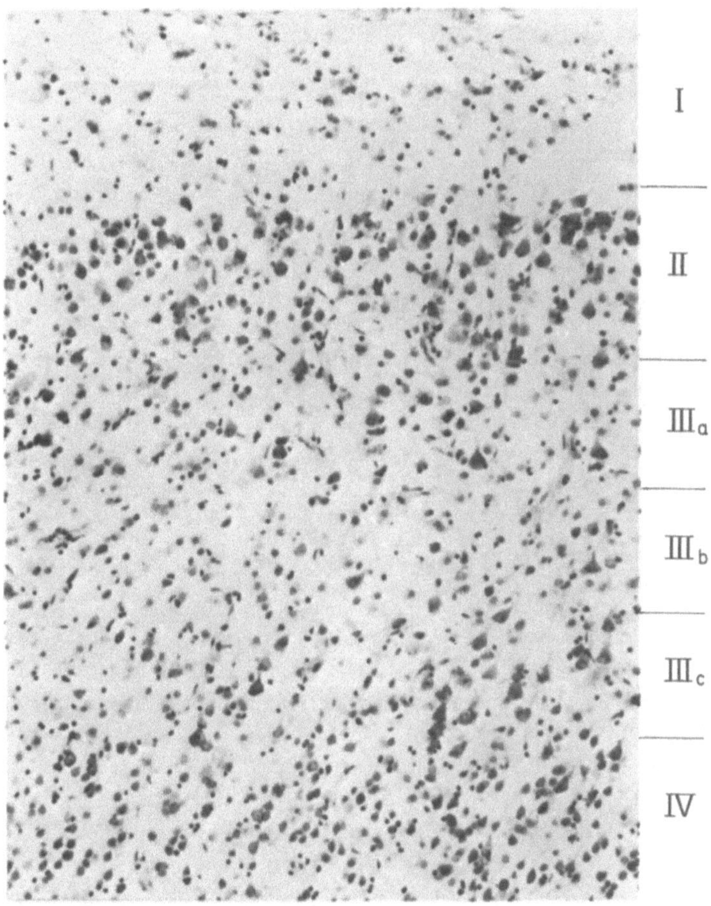

Abb. 30. Fall 26. Hintere untere Temporalregion. Atrophie in den Schichten III a und b bei gut erhaltener Schicht II. Zellschwellungen. Nissl, x 80

schen Regionen, in denen die Degeneration des Neurons noch im Gange ist, die intensivsten Abbauerscheinungen in der Molekularschicht abspielen (Abb. 33).

Über den *Aufbau der Molekularschicht* und der oberen Rindenschichten sind u.a. durch elektronenmikroskopische Untersuchungen von Jones und Powell (1970a) feinstrukturelle Einzelheiten des sensorischen Cortex der Katze bekannt geworden. Außer dem normalen Aufbau untersuchten die Autoren u.a. durch experimentelle Unterbrechung afferenter Bahnen das Verteilungsmuster der terminalen Degeneration des Neocortex.

Die *Schicht I (Lamina zonalis)* besteht *myeloarchitektonisch* aus parallel zur Oberfläche verlaufenden Tangentialfasern. Außer den etwas stärkeren Parallelfasern hat O. Vogt (1910, 1912) ein Geflecht feinerer Grundfasern als Grundfaserfilz bezeichnet. Er unterscheidet in der Molekularschicht vier schmale Unterschichten. Eine äußere Schicht ist fast faserlos, die nächste besteht nur aus Grundfasern. Die anderen Schichten

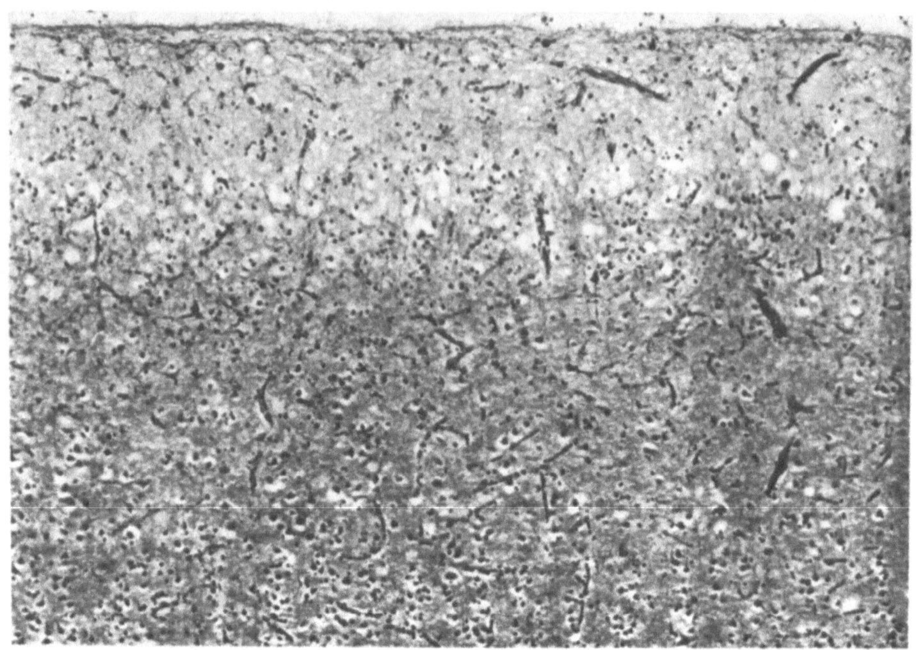

Abb. 31. Atrophieregion des Schläfenlappens. Status spongiosus in Schicht II. Silbermethode, x 25

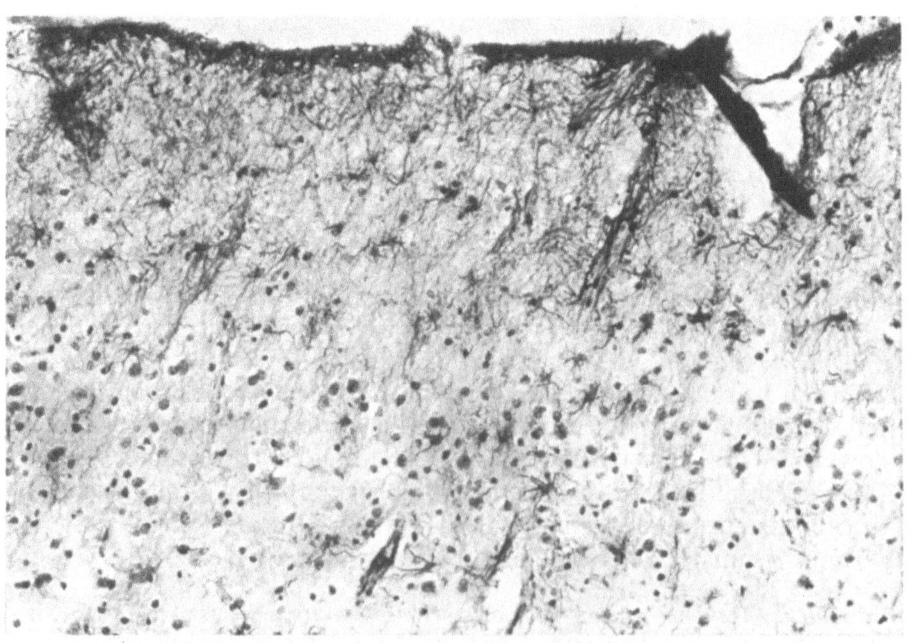

Abb. 32. Fall 13. Mittlere Temporalregion mit leichter Atrophie. Gliose oberer Rindenschichten. Holzer, x 80

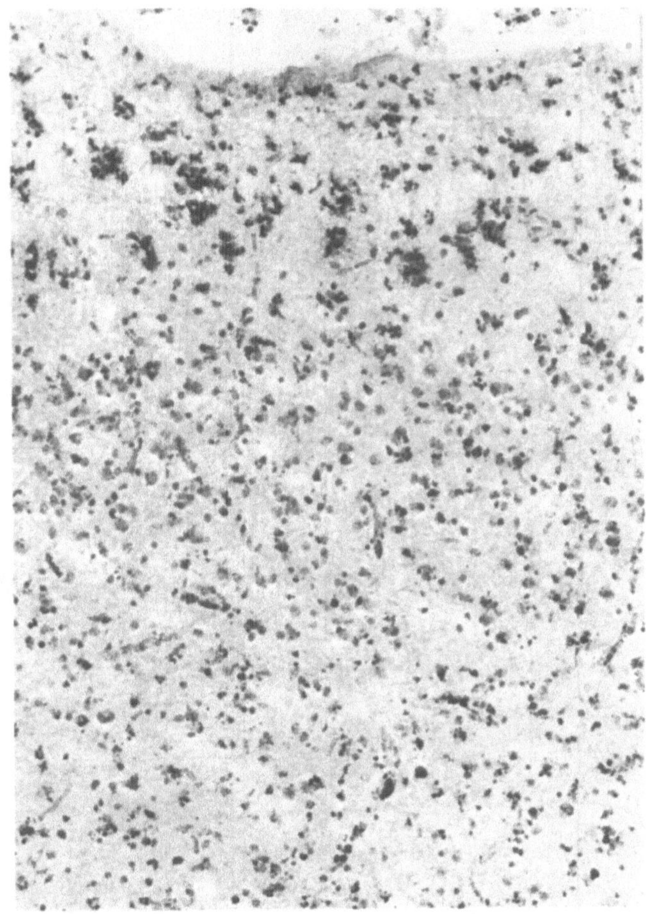

Abb. 33. Abbauerscheinungen in den oberen Rindenschichten mit Betonung in der Molekularschicht des Schläfenlappens bei mittelgradiger Atrophie. Sudan III/IV, x 80

die dichte Lagen von Tangentialfasern und ein Geflecht von Nervenzellfortsätzen enthalten, werden als „plexiforme Schicht" zusammengefaßt. Ein großer Teil der Fasern stammt von den Horizontalzellen Cajals, von denen dort teils Achsenzylinder, teils Dendriten verlaufen. Außerdem gibt es ein System sehr langer, parallel verlaufender Horizontaläste, die nur mit einigen feinen Abzweigungen versehen sind. Die Zahl der Fasern der plexiformen Schicht innerhalb der Windungen ist erheblich (Cajal, 1935; Lorente de Nó, 1949). Zwei Rindenschichten, die Schichten I und IV, erhalten Afferenzen langer Bahnen, die von entfernt liegenden Regionen kommen. Hauptsächliche Kontaktstelle aller von außen kommenden Afferenzen sind die Dendritendornen (spines). Die Schichten I und II zeigen Unterschiede nicht nur bezüglich der Population an Nervenzellen, sondern auch sehr subtile Differenzen bezüglich ihrer synaptischen Organisation. In Schicht I wiederum unterscheidet man nach *feinstrukturellen Untersuchungen* zwei Unterschichten (Jones u. Powell, 1970a). Der *obere Teil*, ein Viertel der Schicht, besteht aus einem oberflächlichen Anteil mit sehr dünnen Fasern. Es handelt sich um rindeneigene Fasern, die dicht unter der Pia verlaufen. Sie degenerieren im Experiment bis auf eine Entfernung von einigen Millimetern von der Läsion, eine geringe Anzahl degenerierender Fasern strahlt unmittelbar unter der Pia von der Läsionsstelle in alle Richtungen aus. Ursprung und Ende dieser Fasern sind unbekannt. Der *tiefere Abschnitt*, drei Viertel der Schicht, ist aus einem sehr dichten Plexus feiner Axone zusammengesetzt (plexiforme Schicht), die nach experimentellen Untersuchungen z.T. *Commissuren- und Assoziationsfasern* darstellen. Für das dichte Fasergeflecht

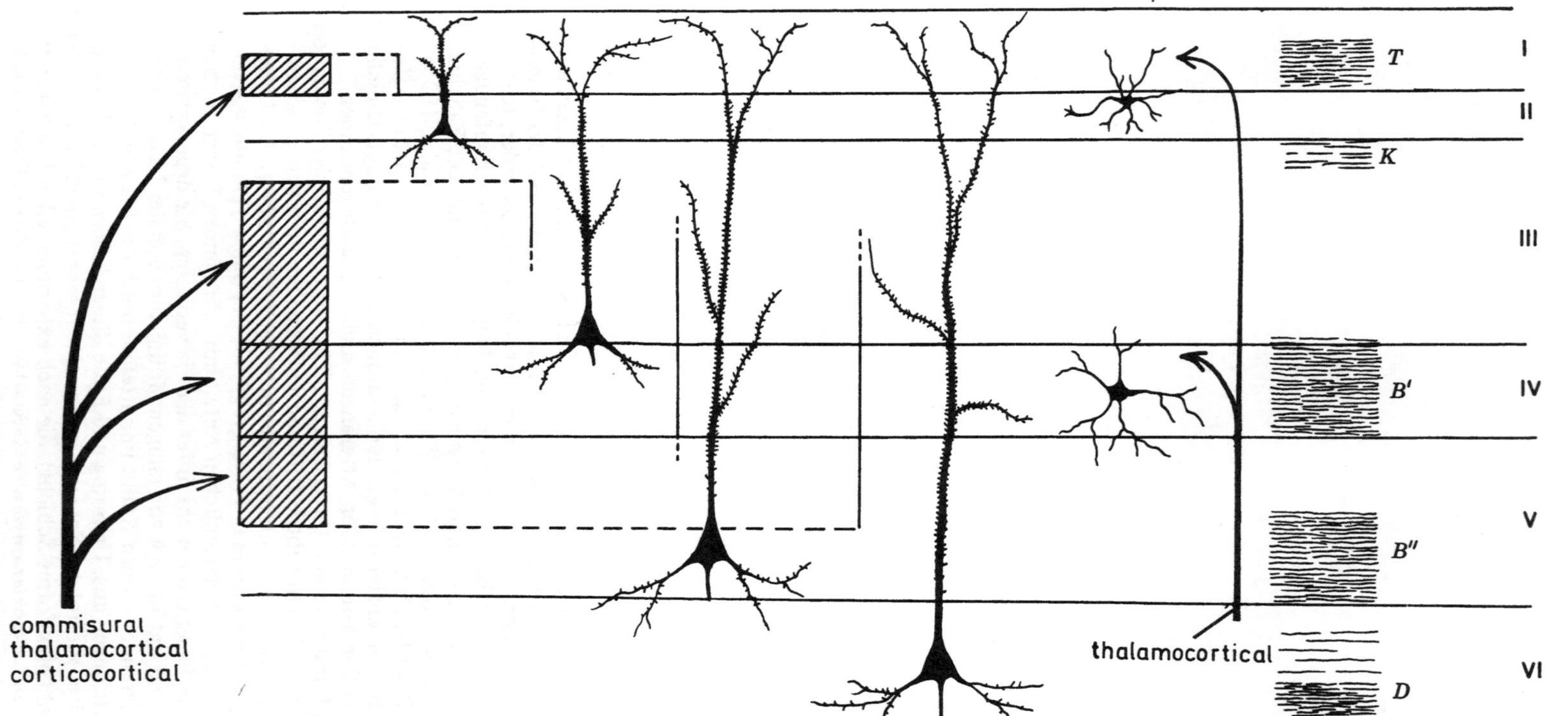

Abb. 34. Schemazeichnung zur Erläuterung einer Interpretation der Untersuchungsergebnisse. Elektronenmikroskopische Studien der terminalen Degeneration in den Schichten neocorticaler Regionen der Katze unter besonderer Berücksichtigung der Endigungen afferenter Faserbahnen im sensorischen Cortex. An den Dendriten der rechts angedeuteten Sternzellen der Schichten II und IV enden auch einige thalamocorticale Afferenzen. Myeloarchitektonik: *T* Plexus von Tangentialfasern in Lamina I; *K* Kaes-Bechterewscher Streifen; *B'* äußerer und *B''* innerer Baillargerer Streifen; *D* tiefer Plexus der Schicht VI; ▨ elektronenmikroskopisch analysierte terminale Degeneration von Afferenzen und Regionen der größten Konzentration degenerierender axospinöser Endigungen. Erklärung s. Text. (Nach Jones u. Powell, 1970b)

sind das jedoch noch zu wenige Verbindungen. Es gibt hier sehr viele feine Axone, deren Ursprung nicht immer bekannt ist. In die plexiforme Schicht von Lamina I münden nicht nur die Endausläufer der Dendriten benachbarter Schichten, sondern auch der Spitzendendriten von Pyramidenzellen aller unteren Schichten. Hinzu kommen Afferenzen aus anderen Rindenregionen (intracortical association fibres) und, als etwas dickere Endigungen, unspezifische thalamocorticale Fasern (thalamocortical projections nach Lorente de Nó, 1949). Daneben erreichen aufsteigende Achsenzylinder der Nervenzellen aller Schichten, sog. Martinotti-Fasern, die plexiforme Zone (Cajal, 1935).

Abbildung 34 zeigt in einem Schema die Interpretation der ultrastrukturellen Befunde des sensorischen Neocortex der Katze von Jones und Powell (1970b). In allen Fällen fanden die Autoren die stärksten Konzentrationen degenerierender axonaler Endigungen im Versuch in zwei Zonen (schräg gestrichelte Regionen der Rinde), nämlich einerseits im unteren Teil von Lamina I, andererseits in Schicht IV und in angrenzenden Anteilen der Schichten III und V. Man sieht die von den Pyramidenzellen aller Schichten in die Lamina I aufsteigenden Spitzendendriten, die in die plexiforme Schicht einmünden. Die Afferenzen dürften nach Lage der Regionen mit der stärksten Dichte (vertikale Linien, Schichten III und I) an den mittleren Segmenten der Zweige der Spitzendendriten aller Schichten enden, ähnlich auch thalamocorticale Axone an den Sternzellen der Schichten II und IV (rechte Seite). Die horizontale Schraffierung auf der rechten Seite soll intracorticale Assoziationsfasern andeuten. Wesentlich ist, daß ein Teil der Fortsätze der Nervenzellen der Schicht II auch in die Lamina I zieht, der andere Teil in die Schicht III a. Das aufsteigende Bündel verläuft in die Molecularis und zieht hier oft bis in den äußersten Rand. Daneben kommen noch kleine Pyramidenzellen vor, deren Spitzendendrit ebenfalls in die Molekularschicht zieht, mit vielen Synapsen in der plexiformen Schicht. Die polygonalen Zellen vereinigen eine große Anzahl von Afferenzen auf sich. Man kann annehmen, daß hier sensorische Informationen des sensorischen Cortex integriert werden (thalamocorticale Fasern, Jones u. Powell, 1970b).

Gerade in der *Lamina I,* die mit ihrer Konzentration von Afferenzen und Assoziationsbahnen klinisch und physiologisch, auch in der Relation zu den anderen Schichten, eine sehr wichtige Rolle spielen dürfte, und in *Lamina III a* spielen sich nun die ersten Veränderungen des atrophisierenden Prozesses ab. Die Reaktion der Glia und die Veränderungen an den erhaltenen Nervenzellen lassen sich auch mit Hilfe spezieller Silbermethoden darstellen. Damit zeichnet sich die verstärkte Gliawucherung, zusammen mit einem Hervortreten der Kapillaren in der Molekularschicht, recht gut ab. Außerdem enthalten alle Nervenzellen der hier erhaltenen Schicht II mit und ohne Schwellung *argentophile Einschlüsse* im Perikaryon (Abb. 35). In allen neun Fällen, die mit dieser Methode untersucht wurden, hat sich in leicht atrophischen Rindenregionen eine *Akzentuierung von argentophilen Kugeln* in den Nervenzellen der hier *zwischen zwei Verödungszonen isolierten Schicht II* nachweisen lassen.

Damit kommen wir zur Frage der *formalen Pathogenese der argentophilen Einschlüsse* zurück. Die Ähnlichkeit der Zellveränderungen mit der axonalen Chromatolyse oder „primären Reizung" der Zelle zieht sich nahezu durch die gesamte Literatur. Wisniewski et al. (1972) kommen bei ihren kritischen pathogenetischen Erwägungen zu dem Schluß, daß zwar die elektronenmikroskopischen Untersuchungsergebnisse mit der Proliferation von Neurofilamenten und Tubuli im Perikaryon als eine sekundäre Antwort der Nervenzellen anzusehen seien, daß aber alle bisherigen Erfahrungen gegen einen hypothetischen Atrophiebeginn im Axon sprechen.

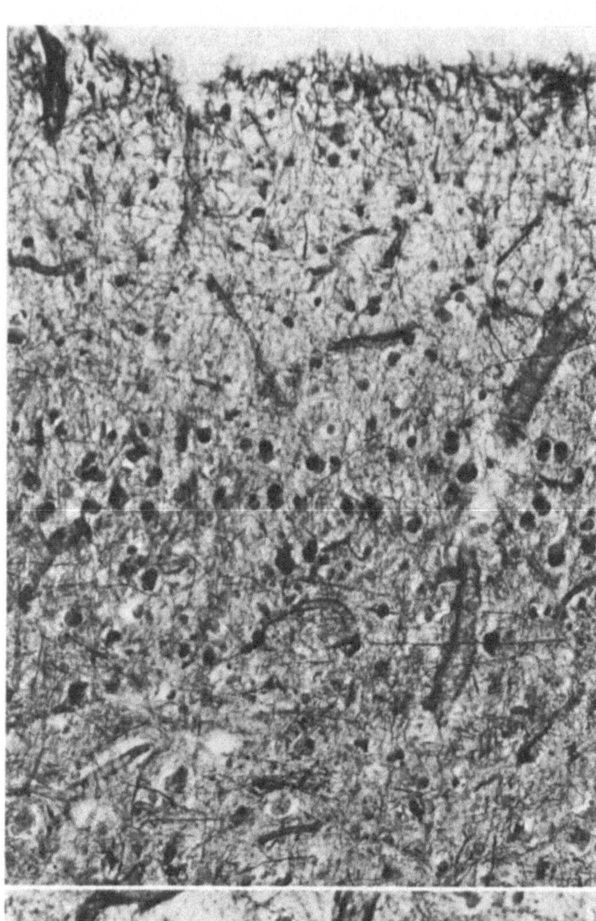

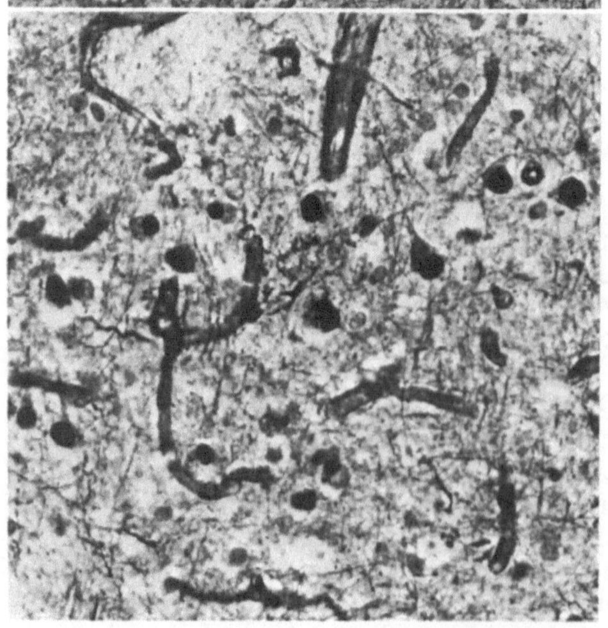

Abb. 35a,b. Fall 13. Atrophieregion des Schläfenlappens. Leichte Atrophie. Verödung der Schichten III a und b, erhaltene Schicht II. Nervenzellen mit argentophilen Einschlüssen. Silbermethode. a Übersicht. x 120. b Argentophile Kugeln in allen Nervenzellen der Schicht II. x 230

Unter Hinweis auf bisherige experimentelle Ergebnisse, u.a. auf Picksche Einschlüsse bei experimenteller Kuruencephalopathie, vermuten die Autoren den primären Schaden allgemeiner in den Fortsätzen der Nervenzelle, wobei als mögliches Muster ein transneuronaler Schaden, die sog. Pseudohypertrophie der unteren Olive, diskutiert wird. Nach unseren Befunden in den obersten Rindenschichten kommen wir zu einem ähnlichen Ergebnis. Die Häufung der *argentophilen Einschlüsse* bei den *isolierten Nervenzellen in Schicht II* entspricht den Vorstellungen einer *Veränderung im Perikaryon der Zelle* als Antwort auf eine *Schädigung der Zellfortsätze*. Dabei scheinen die Nervenzellen selbst zwar erhalten, doch gehen die Fortsätze in den Verödungszonen von Lamina I und III zugrunde. Für die *Genese der Einschlüsse* scheint die *Dichte der Afferenzen und Synapsen* und die *Anzahl der geschädigten Fortsätze* von wesentlicher Bedeutung zu sein. An den polygonalen Zellen der Schicht II endet eine große Anzahl von Afferenzen (Jones u. Powell, 1970a).

Damit wäre auch die Vorliebe des *Ammonshorns* für argentophile Einschlüsse besser zu verstehen. Obwohl das Ammonshorn in den meisten Fällen an der Atrophie nicht teilnimmt, sind sowohl Zellschwellungen als auch argentophile Kugeln bei der Pickschen Atrophie nahezu regelmäßig vorhanden, sehr eindrucksvoll im Praesubiculum und Subiculum (v. Braunmühl, 1930), aber auch in den übrigen Abschnitten des Pyramidenzellbandes und der Fascia dentata (Abb. 20b, 23), weniger im Endblatt. Für diese Zellveränderungen in der Hippocampusregion sind zweifellos stärkere Afferenzen aus der *entorhinalen Rinde* verantwortlich zu machen, wobei der *Tractus perforans* die wichtigste Rolle spielen dürfte. Es ist bemerkenswert, daß seine Ursprungszellen in den Schichten I—III der entorhinalen Rinde liegen (Simonsen u. Jeune, 1972, zit. nach Stephan, 1975), die zu den gerade im Prozeßbeginn regelmäßig atrophischen allocorticalen Regionen gehört, ebenso wie in anderen Rindengebieten mit Schwerpunkt in den oberen drei Schichten. Der Tractus perforans geht als bedeutendste afferente Bahn an alle Abschnitte des Pyramidenzellbandes und die Fascia dentata mit Ausnahme von CA 4 (Endblatt; Hassler, 1964a). Andere afferente Bahnen aus dem Cingulum, Hippocampus supracommissuralis u.a. sind offenbar von geringerer Bedeutung (Stephan, 1975).

Damit dürfte das Auftreten von *argentophilen Einschlüssen* im Perikaryon der einzelnen Abschnitte etwa dem *Grad des Verlustes* an *Afferenzen* aus der *entorhinalen Rinde* entsprechen. Als Antwort auf eine derartige bestimmt charakterisierte Isolierung bildet die Nervenzelle vermehrt Filamente und einige Tubuli, lichtmikroskopisch argentophile Ansammlungen im Perikaryon.

In der *Lamina I,* in der Molekularschicht, bieten die *Tangentialfasern* bereits in leicht atrophischen Regionen frühzeitig Kriterien von Degeneration und Zerfall, wobei hier der Prozeß am weitesten fortgeschritten erscheint. Besonders reichlich kann man mit der *Osmium-Modifikation* braun-schwarz gefärbte Degenerationsprodukte in der Molekularschicht feststellen, wo die Zerfallsprodukte bereits großenteils durch die Glia aufgenommen wurden (Abb. 36a,b). Dabei bleibt das Mark im Beginn des

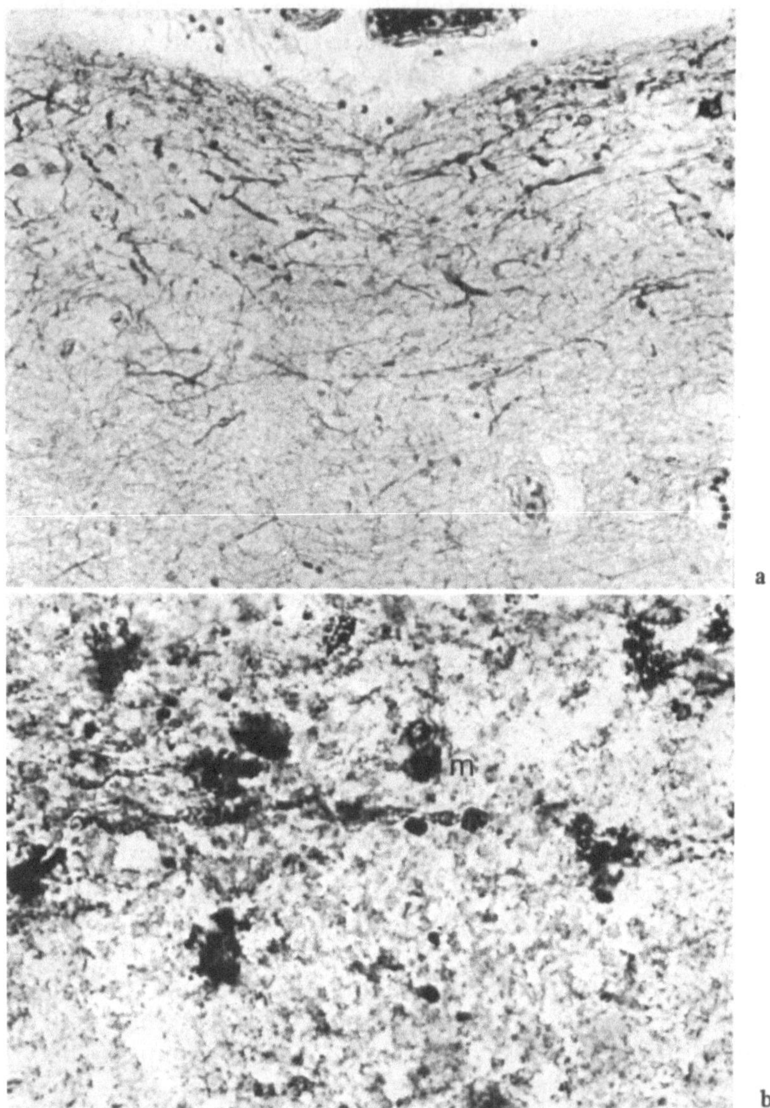

Abb. 36a,b. Fall 12. Degeneration der Tangentialfaserung in der Molekularschicht. Linke hintere Parietalregion mit leichter Atrophie. a Fortgeschrittener Untergang der Markscheiden mit Bildung von Myelinkugeln. Klüver-Barrera, x 240. b Zerfall der Markscheiden der obersten Tangentialfaserschicht. Mit Osmiumtetroxyd Schwärzung von Myelinballen und Körnchen. Bildung hydrophober ungesättigter Lipide. *m* Konglomerat von osmiophilen Myelintropfen. Osmium-Modifikation, NaOH-OTAN, x 750

atrophisierenden Prozesses subcortical noch verschont. So erklärt sich die Diskrepanz zwischen den guten Verhältnissen im Mark und dem manchmal fortgeschrittenen atrophisierenden Prozeß in der Rinde. Der von uns angenommene *nucleoproximale Beginn* des Prozesses im engeren Bereich der Nervenzelle (H. Jakob, 1961) findet damit seine Bestätigung. Die Antwort auf die Frage, wo und wie genau im Neuron selbst der Prozeß beginnt, steht noch aus; denn es ist immer noch unklar, ob nicht das *Perikaryon* selbst einmal primär erkranken kann, worauf man aus verschiedenen Schwellungszuständen ohne irgendwelche atrophisierende oder degenerative Veränderungen der Nervenzellfortsätze der Umgebung schließen könnte (Abb. 25).

Daß es *Ausnahmen* gibt, sieht man an den Fällen, bei denen die Nervenzellen nirgends argentophile Einschlüsse enthalten. Zwar stellen solche Atrophietypen eine Minderheit dar, sind aber in dieser Serie in nahezu einem Drittel vertreten. In unserer früheren Serie von 13 Fällen zeigten 3 Fälle keine argentophilen Kugeln in der Rinde (H. Jakob, 1960, 1961). Constantinidis et al. (1974) haben die Fälle ohne argentophile Kugeln in gesonderte Gruppen (konvexitäts- und basalbetonte Atrophiemuster) unterteilt. Hier spielen offenbar Bedingungen mit, die wir noch nicht kennen. In den meisten Fällen kommt es jedoch in den Atrophieregionen zu den bekannten argentophilen Einschlüssen; ihre Genese ist, gerade wenn man die elektronenmikroskopischen Untersuchungsergebnisse der letzten Jahre mit einbezieht, als Reaktion auf den Verlust der Dendriten und Afferenzen der nahezu isolierten Nervenzelle zu verstehen.

Damit können wir uns dem eigentlichen Beginn des atrophisierenden Prozesses innerhalb der Rinde zuwenden und uns fragen, wieweit wir die ersten Erscheinungen des zugrundeliegenden Prozesses in der Rinde aufdecken können.

2.4 Beginn des atrophisierenden Prozesses. Befunde der Lamina I in nicht atropischen Rindenabschnitten

In der Frage nach dem Beginn der Atrophie bei der Pickschen Krankheit ziehen sich kontroverse Ansichten durch die ganze Literatur. Nachdem wir unser Hauptaugenmerk auf die oberen Rindenschichten gerichtet haben, bleibt noch zu klären, wo im Neuron in dieser Region der atrophisierende Prozeß einsetzt.

Die in der Neuropathologie üblichen Routinemethoden zur Zell-, Markscheiden- und Gliadarstellung geben zwar mehr oder weniger grobe Hinweise auf Schwerpunkte; um den Beginn, die wahrscheinlich zeitlich ersten Veränderungen des neuronalen atrophisierenden Prozesses in den Atrophieregionen analysieren zu können, sind diese Methoden noch zu grob. Hier hat sich uns die *Silbermethode nach Bodian* bewährt, mit der sich brauchbare und sehr detaillierte Darstellungen sowohl der Axone als auch der Nervenzelldendriten erreichen lassen. Der wesentliche Vorteil dieser Methode ist die

Möglichkeit, feine Nervenzellfortsätze, Differenzen im Zustand der Dendriten im Neuropil auch an großen Schnitten und Hemisphärenpräparaten darstellen und damit lichtoptisch sichtbar machen zu können.

Verfolgen wir den Beginn des atrophisierenden Prozesses in den Übergangszonen zwischen den Atrophiezentren und den normalen, makroskopisch und histologisch noch nicht atrophischen Regionen, so ergibt sich ein monoton immer wiederkehrendes *Muster der Atrophiefolge* in der Rinde. Dieses Muster ist in allen unseren Fällen vorhanden, nur in zwei Fällen ist wegen Überlagerung keine sichere Aussage möglich. Wie erwähnt, finden wir bei grober Orientierung die ersten Veränderungen zunächst immer in den Schichten I–III a. In *stark atrophischen Regionen,* in den Hauptatrophiegebieten, besteht zwischen Rinde und Mark kaum ein Unterschied; hier sind weder in der Rinde noch im Mark normale Axone darstellbar. Trotzdem ist der Zustand in der völlig verödeten Rinde meist noch schlechter als im Mark, wo einzelne Axone oft noch erhalten sind. In Regionen mit *leichten Atrophiegraden,* mit Atrophie in III a, sind die Nervenzellfortsätze im subcorticalen Mark und in den unteren Rindenschichten gut erhalten, in den Schichten I–III sind sie dagegen degenerativ verändert. In der *Molekularschicht* sind Axone und Dendriten fast vollkommen zugrunde gegangen, man sieht nur noch vereinzelte Axonbruchstücke. In die Molekularschicht ziehende apicale Dendriten scheinen in der Lamina I abzubrechen, ohne sich dort zu verästeln. Mehrere, von Nervenzellen der Schicht II ausgehende Dendriten sind verdickt und verlaufen als kurze Stummel. Durch Schicht II zieht sich ein *Status spongiosus,* der meist auch auf Schicht III a übergreift. Man sieht die spongiösen Veränderungen im Neuropil zwischen den erhaltenen Neuronen; an einigen Stellen bestehen Verbindungen zu Nervenzellfortsätzen. So entsteht der Eindruck einer Erkrankung des Neuropils, zumal sich die Lokalisation des Status spongiosus in Schicht II durch den Ausfall an Nervenzellen in dieser Schicht nicht ohne weiteres erklären läßt (Abb. 37). Bei *stärkeren Atrophiegraden* erstreckt sich in der Regel ein mittlerer bis starker Status spongiosus in je nach Grad der Rindenatrophie wechselnder Ausdehnung auf die Verödungszonen mittlerer und oberer Rindenschichten. Innerhalb der Hemisphäre kann der Status spongiosus in einzelnen Regionen auch fehlen; in manchen Fällen ist bei leichter Atrophie mit Ausfall der Schicht III a noch kein Status spongiosus vorhanden, wie beispielsweise in der vorderen Insel (Abb. 38).

Der atrophisierende Prozeß zeigt sich in *Lamina I* an einer *Degeneration der Axone und Dendriten.* Auch die normalerweise sich stark verzweigenden apicalen Dendriten tieferer Schichten enden blind und sind in der Verödungszone der Molekularschicht zugrunde gegangen. Etwas oberhalb davon, in der frontalen Opercularisregion, ist keine laminäre Rindenatrophie mehr anzutreffen. Hier lassen sich diejenigen Veränderungen erfassen, die der im Zellpräparat sichtbaren Atrophie vorausgehen und somit als der eigentliche *Beginn des atrophisierenden Prozesses* angesehen werden können. Bei sonst völlig normaler Myeloarchitektonik der Rinde lassen die

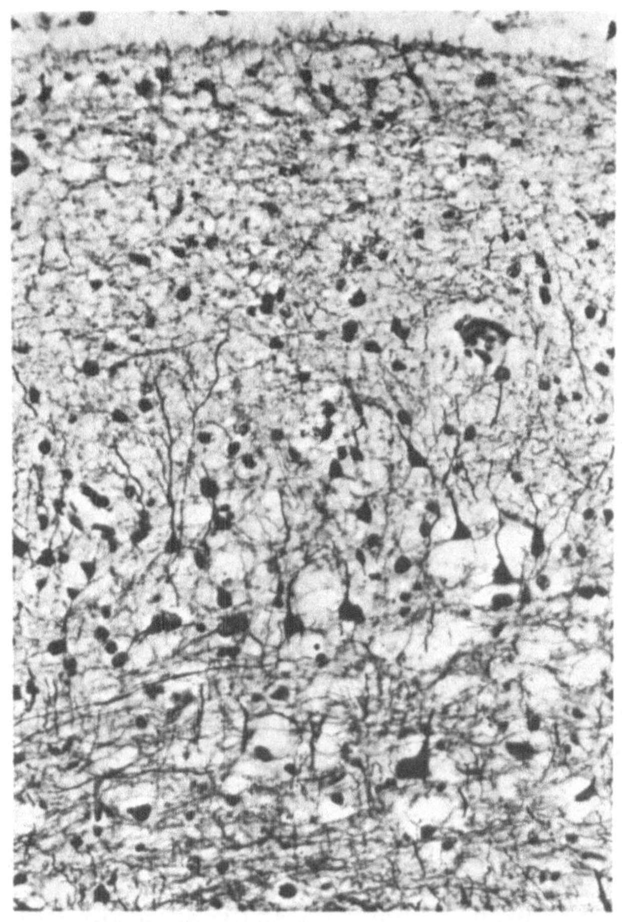

Abb. 37. Gyrus frontalis superior mit leichter Atrophie in Schicht III a. Status spongiosus in Schicht II mit Übergreifen auf Schicht III a. Degeneration der Dendriten und Axone in Lamina I. Bodian, x 80

Markscheiden der Tangentialfasershicht von Lamina I Anzeichen von Degeneration und Zerfall erkennen (Abb. 38b,c). Die Degeneration der Markscheiden der Tangentialfaserschicht geht somit über die eigentliche Atrophiezone hinaus und ist innerhalb der in den übrigen Schichten völlig intakten Rinde noch eine längere Strecke weit zu verfolgen. Ein dieser laminären Atrophiefolge analoges Muster zeigen die Nervenzellfortsätze in Bodian-Präparaten. Die Unterschiede im Zustand der Nervenzellfortsätze bei verschiedenen Stadien der Atrophie soll Abbildung 39 anhand einer Frontalhemisphäre unseres Falles 12 verdeutlichen. In *stark verödeten Regionen* der Basis sind kaum mehr intakte Axone oder Dendriten zu erkennen. In der *mittelgradig atrophischen Region* des Schläfenlappens lassen sich zwar einzelne apicale Dendriten der Schicht II darstellen, doch weisen die Nervenzellfortsätze in den oberen drei Schichten degenerative Merkmale auf; neben Axonbruchstücken sieht man Zerfall in feine argentophile Körnchen. Die Schicht II liegt, wie auch die differenziertere Darstellung der Axone und Dendriten erkennen läßt, zwischen den Verödungs-

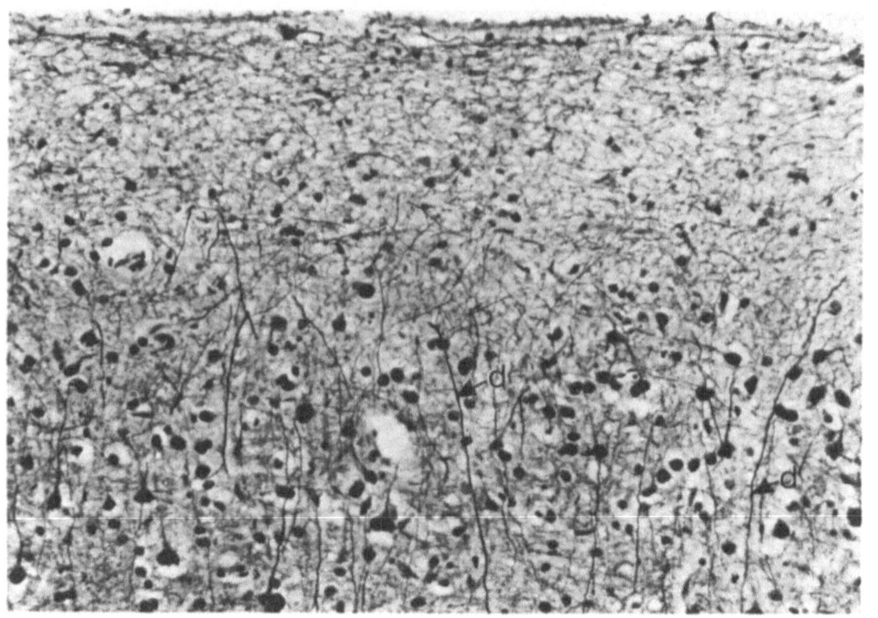

Abb. 38a—c. Der atrophisierende Prozeß in der Molekularschicht.
a Region der vorderen Insel mit leichter Atrophie ohne Status spongiosus. Degeneration der Axone und Dendriten in Lamina I. *d* Apicale Dendriten von Pyramidenzellen der Schicht III. Bodian, x 60

zonen der Schichten I und III. In diesem Stadium ist das Neuropil im subcorticalen Mark und in den unteren Rindenschichten noch gut erhalten. Abbildungen 39c und d geben die Situation der Molekularschicht in Rindenabschnitten ohne laminäre Atrophie oberhalb der Atrophieregion wieder. Im Vergleich zur normalerweise dichten Durchflechtung mit Axonen (Abb. 39d) sind in der unteren Frontalregion die meisten Axone und Dendriten in der Molekularschicht zugrunde gegangen. Bevor die Rinde Anzeichen von Atrophie der Nervenzelle erkennen läßt, spielen sich hier die ersten Veränderungen ab. Im *oberen Viertel* der *Molekularschicht* sieht man als erstes feine Veränderungen an den Axonen, wobei die äußerste Grenzschicht gegen die Pia und die Membrana limitans gliae stellenweise leicht spongiös aufgelockert ist. Die in der oberen Molekularschicht fortgeschrittene Degeneration wird meist schon von Veränderungen der Axone und Dendriten der ganzen Lamina I begleitet. Sie sind rarefiziert, in Bruchstücke zerfallen, die vielfach stark geschlängelt verlaufen (Abb. 39c). Mit den Axonen gehen auch die Markscheiden der oberflächlichen Tangentialfaserschicht zugrunde (Abb. 38b).

    Die über die laminäre Atrophiezone ausgreifende Degeneration der Markscheiden und Nervenzellfortsätze der Molekularschicht hat sich in allen unkomplizierten, nicht stärker überlagerten Fällen bestätigt (siehe Tabelle 1). Auch der *Status spongiosus,* der den atrophisierenden Prozeß

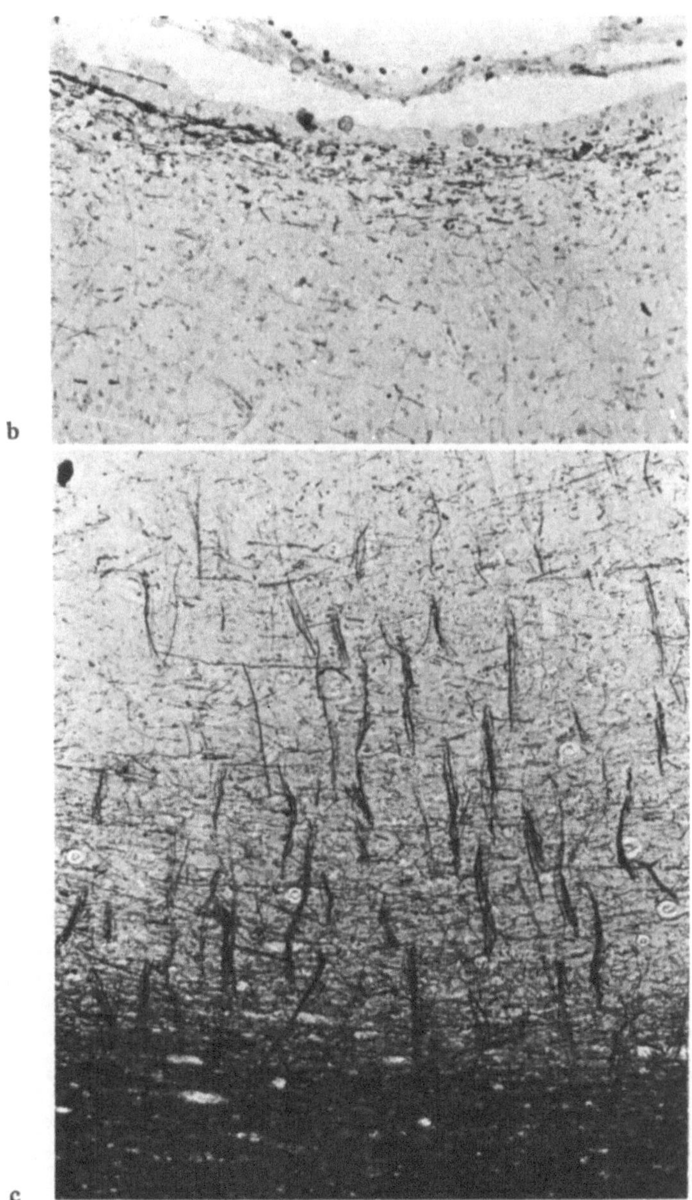

Abb. 38. b Gleiches Präparat. Gyrus frontalis inferior (etwas oberhalb davon). Degeneration der Tangentialfaserung von Lamina I über normalen Rindenregionen. Heidenhain-Woelcke, x 40. c Gleiche Region. Normale Myeloarchitektonik in den übrigen Rindenschichten und subcortical. Heidenhain-Woelcke, x 10

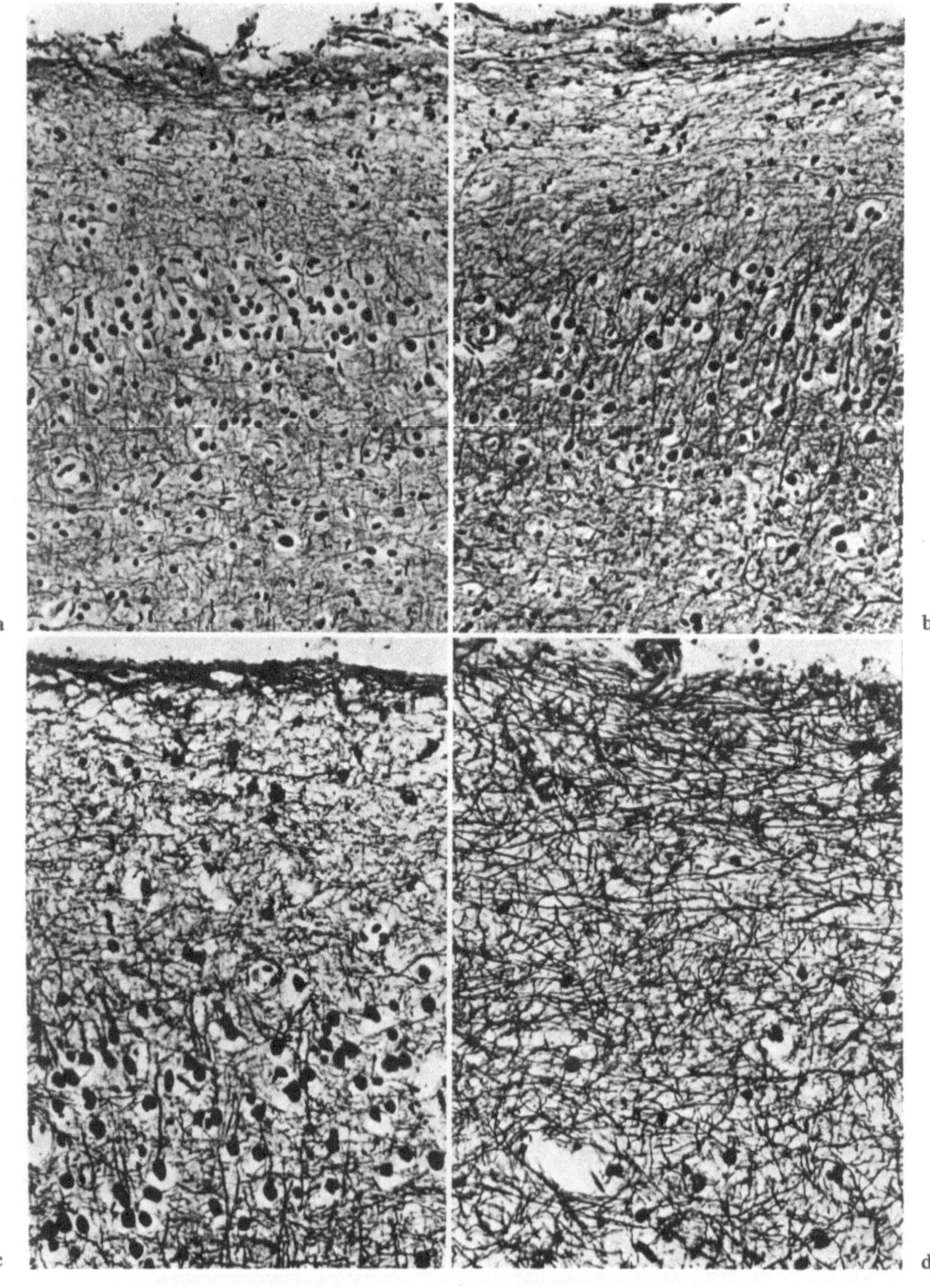

fakultativ begleitet, kann in diesem Anfangsstadium vorhanden sein. In noch nicht atrophischen Regionen zeigt sich in 7 Fällen unserer Serie bereits ein feiner Status spongiosus, der auf Schicht II beschränkt ist.

Für die Darstellung der *feineren Veränderungen im Neuropil* eignen sich nur klare, unkomplizierte Fälle ohne jede Überlagerung wie fakultative senile Veränderungen oder Ödeme. Bei letzteren kann es zu Axonveränderungen kommen, die nichts mit dem atrophisierenden Grundprozeß zu tun haben. Fälle oder Regionen mit derartigen Komplikationen schieden für die Beurteilung feinerer Veränderungen aus. Voraussetzung dafür war die im gleichen Schnitt vergleichbare, einwandfreie Darstellung der *Molekularschicht* mit den oberflächlichen Assoziationsfasern und dem dichten Geflecht der plexiformen Schicht; denn es gibt hier zweifellos kaum eine Veränderung des Neuropils, die nicht auch bei anderen Prozessen beobachtet werden könnte. Nur der Vergleich mehrerer Fälle über längere Strecken der Rinde erlaubt auch hier eine ausreichend sichere Aussage über formalpathogenetische Abläufe.

Darstellungen nicht nur der Markscheiden und Axone, sondern auch der faserbildenden Glia weisen mit einem zumindest stellenweise deutlichen Akzent etwas allgemeiner auf die Molekularschicht als Schwerpunkt der Atrophie hin (Abb. 32). Diese Akzentuierung des atrophisierenden Prozesses in Richtung auf die Molekularschicht zeichnet sich nur in solchen Regionen ab, in denen die Rinde erst gering oder leicht bis mittelgradig atrophisch ist, also bei beginnender Atrophie der Schicht III a oder der ganzen Schicht III. Sobald sich der atrophisierende Prozeß verstärkt und auf andere Schichten übergreift, kommt der ursprüngliche Schwerpunkt der Atrophie nicht mehr zur Geltung. Hier sind die Begleiterscheinungen der Atrophie — Status spongiosus und Gliose — in wechselnder Ausdehnung über die ganze Rinde verbreitet, hie und da mit leichter Betonung in der Schicht III. Auch subcortical trifft man in mittelgradig atrophischen Regionen bereits auf verschieden starke Wucherungen der faserbildenden Glia bei noch relativ gut erhaltenen unteren Rindenschichten. In diesem Stadium ist eine sichere Aussage über den Beginn des atrophisierenden Prozesses im Neuron nicht mehr möglich.

◄ **Abb. 39a—d.** Fall 12. Frontalhemisphäre mit verschiedenen Stadien des corticalen atrophisierenden Prozesses. Degeneration der Axone und Dendriten. Bodian. a Ventrale paralimbische Zone mit starker Atrophie bei erhaltener Schicht II. x 33. b Obere Temporalregion mit isolierter Atrophie von Lamina III. x 33. c Untere Frontalregion ohne Atrophie. Leichte Degeneration im Neuropil der Molekularschicht. x 50. d Mittlere Frontalregion. Zum Vergleich normale Darstellung des Neuropils in Lamina I. x 50

3 Diskussion

Der Verlauf des atrophisierenden Prozesses, der bei der Pickschen Krankheit zur regional und lobär begrenzten Atrophie führt, läßt sich somit auch mit den Methoden der konventionellen Neuropathologie enger umschreiben. Es dürfte keinem Zweifel unterliegen, daß der Ausgangspunkt der Atrophie in der Rinde zu suchen ist. Alle bislang angewandten Färbeverfahren ergeben übereinstimmend erste Veränderungen in den oberen Rindenschichten. Soweit man lichtmikroskopisch eine Aussage machen kann, spielen sich die ersten Veränderungen in der oberflächlichen Grenzschicht, im oberen Viertel der Molekularschicht ab. Hier sieht man bei der Verfolgung der Rinde eine Degeneration der Nervenzellfortsätze. Wie man nach experimentellen Untersuchungen weiß, verlaufen hier rindeneigene Fasern, wahrscheinlich Assoziationsfasern, über längere Strecken. Jedenfalls stellen sie keine Afferenzen von anderen Regionen dar und degenerieren nicht nach Thalamus- oder kontralateraler Rindenläsion (Jones u. Powell, 1970a). Während die Degeneration in der oberen Molekularschicht unter Beteiligung der Markscheiden weiter fortschreitet, zerfallen auch die übrigen Axone und Dendriten von Lamina I in einzelne größere und kleinere Bruchstücke oder feine argentophile Körnchen; die ganze Molekularschicht bietet Kriterien des beginnenden atrophisierenden Prozesses (Abb. 40A,B). Daneben kann bereits ein Status spongiosus das Neuropil von Lamina II durchsetzen. Spitzendendriten von Pyramidenzellen tieferer Schichten erreichen noch durch Schicht II hindurch die untere Hälfte der Molekularschicht. Im weiteren Verlauf atrophiert Schicht III a; einige Nervenzellen sind atrophisch, die meisten ausgefallen. Ein Status spongiosus zieht sich durch das Neuropil der Schichten II und III a (Abb. 40C), die Spitzendendriten unterer Schichten sind in der Atrophiezone ebenfalls degeneriert; massive Zell- und Fasergliose in den oberen drei Schichten. Die Nervenzellen der Schicht II sind noch nicht zugrunde gegangen, haben aber ihre Fortsätze zwischen den Atrophiezonen verloren. Von da ab greift im weiteren Verlauf die Atrophie auch auf die anderen Rindenschichten in der beschriebenen Reihenfolge über.

So löst sich der nur scheinbare Widerspruch zwischen den Nervenzellveränderungen mit argentophilen Einschlüssen in der Rinde, die auch nach elektronenmikroskopischen Untersuchungen formalpathogenetisch als sekundär entstanden aufgefaßt wurden, und den intakten Markregionen im Beginn der Atrophie. Die Einschlüsse im Perikaryon können im Lauf des atrophisierenden Prozesses in Nervenzellen entstehen, deren Dendriten

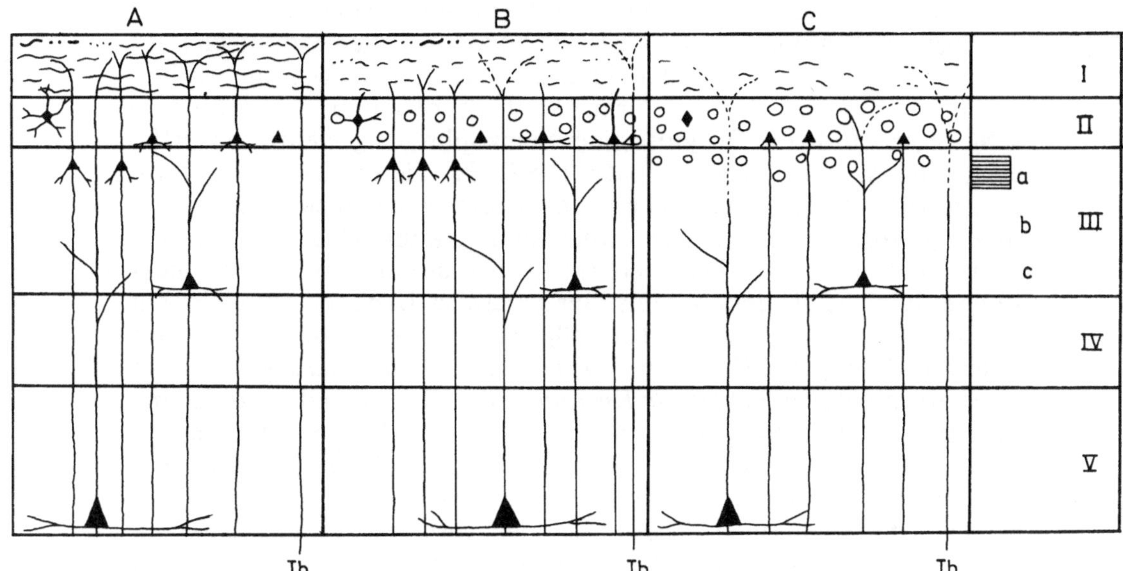

Abb. 40A—C. Schema des Beginns und Ablaufs des atrophisierenden Prozesses in der Rinde bei der Pickschen Krankheit. **A** Beginnende Atrophie mit Degeneration der Dendriten und Axone im oberen Viertel von Lamina I. **B** Fortgeschrittene Atrophie mit Degeneration des Neuropils in Lamina I und Status spongiosus in Lamina II. Keine laminären Ausfälle an Neuronen. **C** Atrophiestadium der laminären Atrophie in Lamina III a bei erhaltener Schicht II. ▦▦ Degenerationszone der Schicht III a. *Th* Unspezifische thalamocorticale Afferenzen

und damit auch Afferenzen in den benachbarten Verödungszonen zugrunde gegangen sind. Damit rückt die Molekularschicht, zusammen mit den oberen Rindenschichten, in den Vordergrund des Interesses. Hier spielen sich die ersten Veränderungen ab. Mit dem Beginn des atrophisierenden Prozesses im obersten Abschnitt der Molekularschicht sind bei der Pickschen Krankheit zuerst die assoziativen Systeme betroffen. Der Gedanke an eine primäre Erkrankung von Assoziationsbahnen ist nicht neu (Reich, 1927), vor allem vom klinischen Aspekt her dachte man an Störungen des Assoziationssystems (Löwenberg et al., 1939; Delay et al., 1957). Löwenberg et al. (1939) erwähnten eine Unfähigkeit der Kranken, von außen kommende Eindrücke in Beziehung setzen, assoziieren oder synthetisieren zu können. Aus den verschiedenen lokalisatorischen Schwerpunkten des Beginns ergeben sich aber auch differente *organische Psychosyndrome* im Beginn der Erkrankung.

Schon Mallison (1947) unterschied eine ganze Reihe von Frühsymptomen. Erwähnt sei die in vielen unserer Fälle beobachtete „Ablaufblockierung halbautomatisierter Tätigkeiten", das Versagen in eingeschliffenen, täglich geübten Handlungen. Hier könnte man am ehesten an erste klinische Symptome gestörter Assoziationsbahnen denken. Häufig sind auch dranghafte Unruhezustände, depressive Verstimmungen oder Reizbarkeit, Störungen im Emotionalen (s. 1.5). Solche emotionalen Störungen mit planloser Unruhe „erinnern manchmal an Verhaltensweisen, die wir bei Psychosen des schizophrenen Formenkreises beobachten" (Lüers, 1950). Nicht selten wurde die Diagnose einer Schizophrenie gestellt (Polstorff, 1940; v. Bagh, 1946; Lüers u. Spatz, 1957). Für die vergleichende Hirnforschung bleibt es eine wesentliche Aufgabe, den Versuch zu machen, derartige *psychopathologische Syndrome* auf Topik und Quantität *neuropathologischer Befunde* zu beziehen. Im Aufbau des organischen Psychosyndroms entspricht oft dem Miteinander genereller Läsionen mit elektivem Systembefall die enge Verflechtung allgemeiner und spezieller Funktionsstörungen (Jellinger, 1975). *Ein Beispiel dafür ist die Picksche Krankheit.* Zuerst atrophieren *allocorticale Regionen:* der dorsale und ventrale cinguläre Gürtel, die vordere Inselregion, die basale entorhinale Rinde mit Nucleus amygdalae. Fakultativ kann auch bei dem einen oder anderen Fall frühzeitig das Ammonshorn erkranken. Der Prozeß greift aber, dies sei angesichts der Spatzschen Thesen besonders vermerkt, gerade an der Schläfenlappenbasis meist auch — ohne scharfe Grenze — auf *neocorticale Regionen* über. Wenn man ferner bedenkt, daß der Prozeß im Neuropil der Molekularschicht innerhalb der Assoziationssysteme schon viel weiter fortgeschritten ist, als es die neuronale laminäre Atrophie zu erkennen gibt, so werden die Schwierigkeiten bewußt, den atrophisierenden Prozeß lokalisatorisch enger zu umgrenzen. Bei dem Befund einer leichten Atrophie haben wir jedenfalls bereits einen fortgeschrittenen Prozeß vor uns. Die mehr *allgemeine Funktionsstörung* wird als Störung der assoziativen Funktionen Folge jenes in weiten regionalen Grenzen mehr diffusen Prozesses innerhalb der Molekularschicht mit primärem Untergang assoziativer Fasersysteme sein. Sein *Lokalkolorit* erhält das psychopathologische Syndrom durch den zunächst nahezu isolierten Befall allocorticaler Regionen. Im Vordergrund stehen dabei die *Grenzgebiete olfactorisch-limbischer Systeme* an der temporalen Basis, Rinden- und Kerngebiete des Nucleus amygdalae und benachbarte Strukturen des „basolateralen Kreises" (Livingston u. Escobar, 1971) mit affektiv-emotionalen Störungen als Folge. Hinzu kommen, im Rahmen der raschen Progredienz des Verfalls neuronaler Verbindungen und des Übergreifens auf neocorticale Regionen, individuell unterschiedliche Persönlichkeitsstörungen, sexuelle Enthemmung u.a. Jedenfalls kann man, bei aller Reserve gegenüber lokalisatorischen Fragen, häufig auftretende frühe Symptome durchaus in allgemeine und mehr lokal gebundene organische Psychosyndrome aufgliedern, die akzentuiert befallenen Regionen zuzuordnen sind (s. 1.5).

Der neuropathologische Befund untermauert so die klinische Erfahrung, daß nur in günstigen Fällen im Beginn eine für die Picksche Krankheit typische Verlaufssymptomatik faßbar wird. Nur in der initialen Phase der Erkrankung ist der atrophisierende Prozeß im wesentlichen auf die Prädilektionsstellen der fronto-temporalen Basis, der unteren Insel und des vorderen Gyrus cinguli beschränkt. Von da breitet er sich aber — je nach Verlaufstempo — relativ rasch auch auf andere Regionen aus, beispielsweise auf den ganzen Schläfenlappen und die Rinde der Konvexität. Schon in der zweiten Krankheitsphase haben wir damit klinisch das Bild einer Demenz mit beginnender amnestischer Aphasie vor uns, bei dem eine Differentialdiagnose oft nicht mehr möglich ist. Man muß sich das Miteinander sowohl des lobären als auch des corticalen, laminär atrophisierenden Prozesses vor Augen halten, um zu verstehen, wie komplex sich die Topik der neuronalen Schäden im einzelnen gestaltet. Trotz dieser komplizierten Vorgänge erlaubt uns eine größere Serie verschiedener Stadien des atrophisierenden Prozesses von bislang nahezu 50 Fällen eine zumindest annähernde Rekonstruktion des Prozeßverlaufs. Voraussetzung dafür sind, wie gesagt, eine Reihe von Frühfällen in typischer Lokalisation und geringer Ausbreitung. Nicht immer handelte es sich dabei um Patienten im präsenilen Lebensalter, worauf unser nachträglich mitgeteilter Fall eines 73jährigen Patienten hinweisen soll. Das in diesen Fällen vorgefundene, topisch begrenzte allocorticale Atrophiemuster ist eine Stütze für die neuroanatomisch und experimentell erarbeitete These, daß *emotionale Störungen nicht* den eigentlich *zentralen Strukturen des limbischen Funktionskreises* zuzuordnen sind (Hassler, 1967; Green, 1960, 1964). Dies dürfte eines der wesentlichsten Unterscheidungsmerkmale gegenüber dem M. Alzheimer sein, bei dem neben dem diffusen corticalen Befall gerade in den letzten Jahren der bevorzugte Befall des limbischen Systems mit dem bekannten amnestischen Syndrom herausgestellt wurde (Sourander u. Sjögren, 1970; Corsellis, 1970; Brun u. Gustafson, 1976). Hooper und Vogel (1976) sprechen geradezu von einer „limbischen Demenz". Ein „maligner Gedächtnisverlust" könne einen besonderen Stellenwert für eine nachfolgende Demenz besitzen. Dies zeige bei M. Alzheimer einen frühen Befall des limbischen Systems an, das auch für einen Altersprozeß oder eine Virusinfektion anfällig zu sein scheine (Torack, 1978).

Ätiologisch ist an pathobiochemische Abläufe zu denken, die genetisch induziert sein könnten. Alle derartigen Vorstellungen bewegen sich jedoch heute noch nicht außerhalb des Hypothetischen, zumal bei allen Systemerkrankungen auch die Frage eines latenten Virus kaum zu umgehen ist. Vorläufig müssen wir uns jedenfalls an die feineren, morphologisch faßbaren Gewebsveränderungen halten, die uns auch im Rahmen der Systematrophie begegnen. Hier ist auf den Status spongiosus zurückzukommen, der sich im Beginn des Prozesses in der länger erhaltenen Schicht II ausbreitet. Seine Deutung ist noch unsicher. Im Neuropil zwischen erhaltenen Nervenzellen sind hie und da Beziehungen zu Nervenzellfortsätzen sichtbar (Abb. 37). Mit Recht hat deshalb Seitelberger (1969a) den Prozeß zu den spongiösen Dystrophien mit neuronalem Untergang gerechnet. Solange wir jedoch über die Genese der Erkrankung noch nichts Näheres wissen, müssen letzte diesbezügliche Fragen vorläufig unbeantwortet bleiben.

Als *Mischfälle* werden i. allg. die Fälle Pickscher Atrophie bezeichnet, die durch das Vorkommen von senilen Plaques und Fibrillenveränderungen, oft mit Betonung in den Atrophiegebieten der Rinde, kompliziert sind. In den meisten Fällen handelt es sich dabei um eine *histopathologische*

Imitierung eines Alzheimer-Syndroms, wobei den senilen Plaques und Fibrillenveränderungen als „fakultative Merkmale des atrophisierenden Prozesses" (Hallvervorden, 1930) keinerlei nosologische Bedeutung zukommt. Darauf haben schon v. Braunmühl (1932, 1957), Sjögren et al. (1952) und Delay et al. (1957) sehr eindringlich hingewiesen. Mit Lüers und Spatz (1957) und v. Baghs 30 gesicherten Fällen (1946) halten wir, auch anhand dieser Serie, aufgrund der relativ exakt übereinstimmenden Atrophiemuster, *an der Einheit und Eigenständigkeit der Erkrankung fest.*

Nun kann es aber zu *Überschneidungen* kommen, die in Einzelfällen zu erheblichen differentialdiagnostischen Schwierigkeiten führen. Wir unterscheiden 4 verschiedene Gruppen: 1. *Leichte Überlagerung* durch einige senile Plaques, vorwiegend in den atrophischen Regionen, wie sie auch bei anderen „degenerativen" Prozessen vorkommen. Diagnostisch sind sie ohne Belang. Häufiger sind sie bei Pickschen Atrophien im Alter. Hierher gehört ein Fall von Binns und Robertson (1962), Beginn mit 72 Jahren, Dauer 17 Jahre mit typischem Atrophiemuster und nur einigen senilen Plaques. Ähnliches wurde auch von Delay et al. (1957) berichtet. 2. *Mäßige Überlagerung* durch senile Plaques und Fibrillenveränderungen bei zumindest regionär deutlicher laminärer Atrophie. Davon haben wir zahlreiche Fälle in unserer Serie (Tabelle 1). Sie bereiten dann keine Schwierigkeiten, wenn das typische frontotemporale Atrophiemuster mit laminärer Atrophie vorliegt. Dies führt uns 3. zu Fällen, die überall eine *massive Überschwemmung* mit senilen Plaques, Fibrillenveränderungen und argentophilen Kugeln aufweisen. Zahlreiche solche „Mischfälle" sind aus der Literatur bekannt (Moyano, 1933; Berlin, 1949; Bertrán u. Balmes, 1955; Poppe u. Tennstedt, 1963). Selbst wenn argentophile Einschlüsse im Perikaryon von Nervenzellen vorhanden sind, kann die Entscheidung im Einzelfall schwierig sein. Den viel zitierten Fall von Berlin hat v. Braunmühl (1957) ausführlich diskutiert, der Pickschen Atrophie zugerechnet und die Bildung von Plaques und Fibrillenveränderungen als unspezifisches, fakultatives Phänomen und damit als diagnostisch nicht relevant hervorgehoben. Zweifellos sind jedoch in seltenen Einzelfällen auch *Überschneidungen* mit der Alzheimerschen Erkrankung anzunehmen. Die Entscheidung wird vor allem dann schwierig, wenn es bei präsenilen oder senilen Prozessen zu regionär akzentuierten Atrophien gekommen ist (Seitelberger u. Jellinger, 1958). Solche lobären Betonungen können auch nach eigener Erfahrung makroskopisch zu Fehlschlüssen führen. Jellinger (1975) beobachtete unter 100 Alzheimer-Fällen 22 mit lobärer Betonung im mediobasalen Schläfenlappen, bei seniler Demenz allgemein temporale Atrophiebetonung in 12,9%. Nur die Verfolgung der Rinde an Hemisphärenpräparaten über längere Strecken gibt in solchen Fällen Aufschluß darüber, ob die beim M. Pick nach dem typischen Muster betonte laminäre Atrophie in charakteristischer Schichtenfolge vorliegt. In eine *4. Gruppe* könnte man Fälle von Kombinationen mit anderen Erkrankungen einreihen, darunter die erwähnte amyotrophe Lateralsklerose (s. 1.4.4) oder die in der Literatur bislang bekannten Pickschen Fälle mit Symptomen einer beginnenden Chorea Huntington.

Echte *Überschneidungen* mit einer Chorea Huntington scheinen zumindest sehr selten zu sein; denn auch der Fall von Korbsch (1933) mit gemeinsamem Vorkommen bei Geschwistern — die Schwester hatte nach dem klinischen Bild eine beginnende Chorea Huntington — ist nicht gesichert, da der Patient weder klinisch noch neuropathologisch den Befund einer Pickschen Krankheit bot. Unter unseren nahezu 50 Fällen sahen wir keinen Fall mit choreatischen Bewegungsstörungen. Spatz führte an, es sei verwunderlich, daß das klinische Bild einer Chorea Huntington nicht häufiger zu beobachten sei. Die extrapyramidalen Störungen erinnerten eher an einen Parkinsonismus als an eine Chorea Huntington, was möglicherweise auf die gleichzeitige Erkrankung der Rinde und die Mitbeteiligung der Substantia nigra zurückzuführen sei. Auch Hallervorden (1957) verwies auf die Schwierigkeit der Frage, ob man bei den sehr selten beobachteten choreatischen Bewegungsunruhen im Verlauf der Pickschen Krankheit eine selbständige Erkrankung Chorea Huntington annehmen könne.

Hierher gehören auch Fälle, die zusätzlich das Syndrom eines idiopathischen Parkinsonismus aufweisen.

Kosaka et al. (1976) beschrieben neuerdings einen derartig komplizierten Fall. Eine 65 Jahre alt gewordene Frau bot histologisch das ausgeprägte Syndrom einer *Kombination* einer Pickschen Krankheit mit sowohl argentophilen Einschlüssen als auch sehr weit verbreiteten Plaques und Fibrillenveränderungen. Sehr bemerkenswert ist der Befund von „Lewy-ähnlichen" und typischen Lewy-Körperchen, letztere u.a. auch in der Substantia nigra. Die Autoren halten den Fall für eine Kombination Pick-Alzheimer und Paralysis agitans mit Lewy-ähnlichen Körperchen in der Hirnrinde oder eine besondere Krankheitseinheit.

Es wäre daran zu denken, daß sich bei Bekanntwerden mehrerer Fälle ähnlicher Art vielleicht ein neuer Kombinationstyp ergeben könnte. Zweifellos kommen aber solche echten *Überschneidungen* nur außerordentlich selten vor. In den weitaus meisten Fällen, bei denen es sich um Überlagerungen handelt, läßt sich in der Regel das Atrophiemuster der Pickschen Krankheit ablesen. Die Definition eines *Mischfalles* sollte man nur noch auf die wenigen Fälle einer gesicherten Überschneidung mit anderen Krankheitsprozessen beschränken.

Doch auch gerade bei stärkeren *Überlagerungen* durch präsenil-senile Prozesse wird es wegen der sehr komplexen Bilder im Einzelfall immer einmal zu differentialdiagnostischen Schwierigkeiten kommen. Für die Picksche Atrophie bleibt jedenfalls allein das *Systematische der laminären Rindenatrophie in charakteristischer Ausbreitung* maßgebend. Solange es noch *Systemerkrankungen* gibt und die Definition einer Systemkrankheit, „das überwiegende Befallensein eines oder einiger bestimmter Systeme und ihr allmähliches Zugrundegehen in Form einer selbständigen Degeneration" (Spielmeyer, 1934), auch für den M. Pick zutrifft, kann die Position der Pickschen Krankheit innerhalb dieser Gruppe noch nicht aufgegeben werden. Die von Spatz aufgestellten Kriterien eines langsam fortschreitenden atrophisierenden Prozesses, der lokalen Auswahl einzelner Systeme mit Systembezogenheit und variablen Verteilungsmustern, mit Haupt- und Nebenlokalisationen, sind nach wie vor vorhanden.

Das *Atrophiemuster* des Prozesses wird in den meisten Fällen im Beginn verhältnismäßig exakt eingehalten; erst im weiteren Verlauf kommt es wegen verschiedenartiger Ausbreitungstendenzen oft zu sehr unterschiedlichem regionalem Befall. Betroffen sind zuerst basale frontotemporale allocorticale Regionen, zusammengefaßt als orbito-insulotemporale polare Region (Kaada, 1960). Hinzu kommt die vordere allocorticale Rinde des cingulären Gürtels und die Regio entorhinalis, ein Bestandteil des limbischen Systems, das im übrigen jedoch ausgespart bleibt. Die mehr diffuse Ausdehnung des atrophisierenden Prozesses bis in basale occipitale Regionen ist als Systemüberschreitung auch bei anderen Systemkrankheiten nicht ungewöhnlich. Der systematische Charakter des Prozesses wird auch nicht gefährdet durch die Streuung in entfernter liegende Gebiete des Hirnstamms und der Brückenhaube, der Medulla oblongata und des Rükkenmarks (H. Jakob, 1960), die in ihrer Intensität oft unabhängig vom Grad der cerebralen Atrophie ist.

Daß der atrophisierende Prozeß auch in der Rinde einen mehr diffusen Anstrich gewinnen kann, sehen wir an den weiter reichenden Veränderungen der ersten Rindenschichten, vor allem der Molekularschicht. Aber auch hier wird zuerst ein System in Mitleidenschaft gezogen, die in der Molekularschicht verlaufenden Assoziationsbahnen und das reiche Geflecht von Dendriten und Synapsen der Schichten I, II und III a.

Was die *obersten Rindenschichten* betrifft, so sind biologisch und entwicklungsgeschichtlich interessante Einzelheiten bekannt geworden. Eine besondere Bedeutung kommt nach neueren Untersuchungen gerade bezüglich der Stellung der Funktion im Organismus den zeitlich unterschiedlichen Ausdifferenzierungen der Systeme während der späteren Entwicklung zu.

Der Neuropilplexus der oberen Rindenschichten scheint im Rahmen der Myelinisation und cytoarchitektonischen Differenzierung anatomisch-funktionell eine besondere Rolle einzunehmen. Yakovlev (1970) nimmt eine dreiteilige strukturelle Organisation an und unterscheidet drei unterschiedliche Neuronensysteme bzw. Neuropilplexus: 1. das tiefe Neuropil mit Zellverbänden an der Ventrikelwand; 2. das Neuropil der Zwischenschicht mit Stammganglien, Substantia reticularis des Hirnstamms; 3. das Neuropil der Oberfläche, die Tangentialverbindungen der oberflächlichen Schichten der Molekularschicht und Schicht II. Diese oberflächliche Zone stelle eine immense synaptische Oberfläche dar. Bezüglich der funktionellen Organisation dieser Organsysteme wird dem corticalen Neuropil eine effektive, zielgerichtete Transaktion mit der Umwelt zugeschrieben. Innerhalb der Ontogenese wird der obere Neuropilplexus am spätesten markreif. Er kann sich noch bis in das mittlere und höhere Lebensalter hinein voll myelinisieren. Die Zeit der Myelinisierung wird als morphologisches Kriterium angesehen für die Position des Systems innerhalb der funktionellen Organisation des Gehirns, ein „morphologisches Gegenstück zur physiologischen Bahnung" (Jacob, 1976). Cytoarchitektonisch gehört Schicht II zu den zuletzt reifenden Rindenschichten. Nach Untersuchungen im 8. Fetalmonat ist innerhalb der Schicht III die Schicht III a noch weniger entwickelt als die anderen Unterschichten von Lamina III. Auch sind in allen Hirnregionen die primären motorischen und sensorischen Areale ausgereifter als die Assoziationsfelder (Rabinowicz, 1964).

Kommt hinzu, daß die uns hier interessierende Schicht II mit ihren reichen Afferenzen in der Entwicklung und Reifung der Hirnrinde an letzter Stelle steht. Dies alles unterstreicht die große Rolle, die die obersten Rindenschichten für differenziertere assoziative Funktionen spielen. Was schließlich die regionäre Myeloarchitektonik betrifft, so werden die laterale

Region der vorderen Stirnhirnkonvexität, das untere Parietale und der basolaterale Schläfenlappen, ebenso wie manche lange Assoziations- und Commissurenfasern am spätesten markreif (Jacob, 1976).

Hier ergeben sich, mit Ausnahme der Frontalregion, bemerkenswerte Parallelen zur Vorzugslokalisation des atrophisierenden Prozesses in der Rinde. Schon früh dachte man daran, daß die spät markreifen Regionen bei der Pickschen Krankheit bevorzugt betroffen seien (Reich, 1927; Friedrich, 1941; Malamud et al., 1943 u.a.). Andererseits kann bei der Pickschen Krankheit jedoch nicht von einer vorzeitigen Alterung bestimmter Systeme ausgegangen werden, weil sich der atrophisierende Prozeß in vielen Fällen erst im höheren Alter manifestiert. Auch decken sich nicht alle angeführten frühzeitig ergriffenen Gebiete mit Regionen einer späten Myelogenese. Von Interesse sind jedoch Parallelen zwischen dem Atrophiebeginn im Neuropil der synapsen- und assoziationsreichen oberen Rindenschichten und der vielfach gesicherten späten Reifung dieser Systeme.

Als zukünftige Aufgabe dürften elektronenmikroskopische Untersuchungen am nächsten liegen, um die lichtoptisch erhobenen Befunde der oberen Rindenschichten kontrollieren und verfeinern zu können. Andere, vor allem biochemische Untersuchungen mit der Fragestellung pathobiochemischer Abläufe in den oberen Schichten werden an methodischen Schwierigkeiten scheitern, solange man den Prozeß nicht im Tierexperiment imitieren kann. Der einerseits lokal begrenzte, andererseits im Neuropil der Molekularschicht weiter verbreitete atrophisierende Prozeß ergibt eine eigenartige Kombination mehr genereller Störungen mit elektivem Systembefall, der zwar variable, jedoch bestimmt charakterisierte organische Psychosyndrome zur Folge hat. Hier liegt auch der besondere Reiz für weitere klinische bzw. psychopathologische Untersuchungen.

Nach Fertigstellung des Manuskripts wurde uns die ausführliche Monographie von Tissot et al. (1975) zugänglich. Sie stützt sich auf Untersuchungen an 32 Pickschen Fällen aus der Psychiatrischen Universitätsklinik Genf seit 1925 und enthält, nach sehr eingehendem Rückblick auf die Literatur, interessante klinisch-anatomische Aspekte, die wir hier nachtragen wollen. Die Autoren verwandten vornehmlich Methoden zur Darstellung der Glia nach Holzer, der Markscheiden nach Loyez und Luxol- v. Gieson und Silbermethoden nach Bodian zur Analyse der Verteilung der argentophilen Kugeln. Ihr gesamtes Material teilten sie nach den verschiedenen Atrophiemustern mit und ohne Zellschwellungen und argentophile Kugeln in 4 Hauptgruppen ein: die Gruppen A und C 1 mit basal betonten Atrophiemustern, letztere ohne Zellschwellungen und argentophile Kugeln; die Gruppen B und C 2 als frontale Konvexitätsfälle, B mit Zellschwellungen ohne argentophile Kugeln und C 2 ohne Schwellungen und argentophile Kugeln. Unseren Fällen entsprechen die beiden Gruppen A und C 1, bei denen es sich im wesentlichen um unsere frontotemporalen Basalfälle mit Betonung der Orbitalregion und der temporalen basalen Rinde handelt. Die Gruppen B und C 2 mit Betonung der frontalen Konvexität unter Aussparung temporaler allocorticaler Gebiete und des Gyrus cinguli mit besonders starker Beteiligung der unteren Rindenschichten kommen in unserem Material nicht vor.

Von der Intensität der Gliose schließen die Autoren am Beispiel der Hippocampusregion auf den Beginn des Prozesses in den Strukturen der Synapsen. Vorwiegend seien die inter- und intracorticalen frontalen und temporalen Systeme betroffen. Als wesentliche neuropathologische Befunde in den Atrophieregionen seien hervorgehoben die unseren Erfahrungen entsprechende regelmäßige Beteiligung des Nucleus amygdalae, die Gliose der Stria terminalis und in der Hippocampusregion die Gliose in der Molekularschicht und des Tractus perforans; auch auf die Schwerpunkte der argentophilen Kugeln, deren Verteilung eingehend untersucht wurde, wird hingewiesen. Auf die Schichtenfolge der Atrophien wird nicht näher eingegangen. Was die klinisch-anatomischen Korrelationen betrifft, so wurden Gedächtnisstörungen nur bei Beteiligung des Ammonshorns, vielfach auch des Fornix, gefunden. Trotz der ziemlich erheblichen Variationsbreite werden immer wiederkehrende klinische Syndrome herausgestellt, die auf die am stärksten initial atrophischen Regionen bezogen werden. Die Autoren heben ebenfalls Störungen der Affektivität, der Stimmung mit depressiven Verstimmungen, Gangstörungen oder stereotype Bewegungsstörungen hervor. Dabei werden neben einem Wechsel von Enthemmung mit Witzelsucht und Antriebsarmut impulsive, unkontrollierte Handlungen beschrieben, die eine starke Veränderung der früheren Verhaltensweisen darstellen. An der Auffassung, daß es sich bei der Pickschen Krankheit um eine systematische heredodegenerative Affektion handelt, wird festgehalten.

4 Zusammenfassung

In einer klinisch-neuropathologischen Abhandlung über die Picksche Krankheit sollen die folgenden charakteristischen Kriterien hervorgehoben werden:

1. Nach einer Analyse von etwa 50 Fällen äußert sich die Picksche Krankheit neuropathologisch in relativ konstanten Atrophiemustern, die mit genau definierten Grenzen und Schwerpunkten in der Regel exakt eingehalten werden. Als weitaus häufigstes Atrophiemuster werden Grenzen und Ausbreitung der Atrophie in den frontotemporalen Basalfällen beschrieben. Innerhalb der Hemisphäre zieht sich die obere Grenze der Atrophie konstant durch die Mitte der Inselregion, am Übergang vom ventralen in den dorsalen Abschnitt der Insel. Die untere Grenze verläuft in typischen Fällen oberhalb von Praesubiculum und Ammonshorn in Längsrichtung durch die Mitte des Gyrus parahippocampalis.

2. Der atrophisierende Prozeß hält sich keineswegs streng an die Grenzen des betroffenen Hirnlappens; Beispiele dafür sind nicht nur die an die Atrophie der oberen Temporalregion unmittelbar anschließende Atrophie der ventralen Insel, sondern auch die gelegentliche Atrophie über die basale Rinde des Schläfenlappens hinaus in die Occipitalregion.

3. Auf die Anatomie und Physiologie des limbischen Systems wird näher eingegangen, wobei die an der Atrophie beteiligten Regionen besonders berücksichtigt werden. Das System wird nicht als ein Ganzes angesehen, sondern in verschiedene Teilsysteme mit unterschiedlichen Funktionen unterteilt. Als wichtigste zentrale Region des limbischen Systems wird der Papez circuit mit dem Ammonshorn hervorgehoben. Der Nucleus amygdalae mit der Stria terminalis ist als Kontaktstelle zwischen dem olfactorischen und dem limbischen System weitgehend gesondert vom eigentlichen limbischen Funktionskreis.

4. In Ergänzung früherer Untersuchungen wurden Grenzen und Schwerpunkte des atrophisierenden Prozesses an 27 Fällen nach cytoarchitektonischen, onto- und phylogenetischen Kriterien analysiert und den verschiedenen Krankheitsverläufen gegenübergestellt. Schwerpunkt und Beginn der Atrophie fanden sich bei mehreren Frühfällen in entwicklungsgeschichtlich frühen, allocorticalen Regionen des Stirn- und Schläfenlappens. Im teils allocorticalen, teils isocorticalen Gyrus cinguli gibt es eine graduelle Abnahme des atrophisierenden Prozesses, je mehr die Rinde einen isocorti-

calen Charakter annimmt. Regelmäßige Atrophieschwerpunkte sind u.a.
die Regio periamygdalaris und Kerne des Nucleus amygdalae.

5. Der Vergleich einer größeren Serie von Atrophien im Anfangs- und fort-
geschrittenen Stadium erlaubt es uns, den Zeitverlauf des atrophisierenden
Prozesses annähernd zu rekonstruieren. Danach dürfte der atrophisierende
Prozeß in allocorticalen Regionen des Stirn- und Schläfenlappens beginnen.
Der zentrale Papez circuit wird zunächst ausgespart. Im Gegensatz zum
M. Alzheimer pflegen die Strukturen des limbischen Systems im engeren
Sinne bei M. Pick erst im weiteren Verlauf einbezogen werden.

6. Im ganzen handelt es sich um eine Frage der Atrophieausbreitung.
Einerseits haben wir eine regionale Grenzen überschreitende lobäre Atrophie mit fest umrissenen Schwerpunkten und andererseits eine ebenfalls
prozeßbedingte Atrophie der Rindenschichten. Dabei gibt es sowohl im
Schichtenquerschnitt innerhalb der Laminae als auch innerhalb der Hemisphäre eine zeitliche Aufeinanderfolge der Atrophie. Die zeitliche Entwicklung des corticalen Schichten- und des lobär atrophisierenden Prozesses
mit dem Beginn in allocorticalen und der Ausbreitung in neocorticale
Regionen hinein stellt das neuropathologische Substrat für den Verlauf
der klinischen Symptomatik dar. Diese beginnt mit für den Pick spezifischen Symptomen und endet mit hirnorganisch unspezifischen Demenz-
Syndromen.

7. Die Bedeutung der Anfangssymptome ist ohne Kenntnis dieser Ver-
laufsneuropathologie nicht verständlich. Der Stellenwert der initialen
Symptome läßt sich klinisch besser beurteilen. Die in der klinischen Frühphase der Pickschen Krankheit bekannte Unversehrtheit von Gedächtnis
und Merkfähigkeit kann am ehesten auf das in den meisten Frühfällen
erhaltene Ammonshorn bezogen werden. Im gleichen Stadium lassen sich
organische Psychosyndrome mit den bevorzugten Atrophieschwerpunkten
der olfactorisch-limbischen Grenzregion an der Schläfenlappenbasis in
Zusammenhang bringen. Einerseits treten im Krankheitsverlauf nicht
selten frühzeitig eigenartige Störungen im Emotionalen auf, andererseits
ist die funktionelle Bedeutung corticomedialer Kerngebiete des Nucleus
amygdalae und der Stria terminalis für die Steuerung hypothalamisch aus-
gelöster emotionaler Störungen unbestritten. Es wird angenommen, daß
der dort auftretende atrophisierende Prozeß diese Steuerungsfunktion
wesentlich beeinträchtigt. Die emotionalen Störungen werden deshalb der
allocorticalen temporobasalen Atrophieregion mit Nucleus amygdalae,
Stria terminalis und dem *basolateralen Kreis von Livingston und Escobar
(1971)* zugeordnet. Die Abgrenzung dieser regelmäßig beteiligten Systeme
gegenüber dem eigentlichen Papez circuit betont die Unabhängigkeit emotionaler Störungen vom limbischen System im engeren Sinne.

8. Auch innerhalb der Rinde, wo der atrophisierende Prozeß beginnt, läßt
sich der Prozeßverlauf ablesen. Auf die Schicht I folgen die Schichten III a —
III b, während die Schicht II länger erhalten bleibt. Innerhalb der Molekularschicht gehen zuerst die Nervenzellfortsätze im oberen Viertel und die

Markscheiden der Tangentialfaserschicht zugrunde; im gleichen frühen Stadium zeigt sich in den oberen Rindenschichten, zuerst in Schicht II, ein Status spongiosus; Beziehungen zu den Pick bodies bestehen insofern, als sich im Perikaryon der Nervenzellen der Schicht II nach Verlust ihrer Fortsätze zwischen den verödeten Schichten I und III a in der Regel argentophile Einschlüsse bilden. Auf die Genese der Nervenzellveränderungen, licht- und ultrastrukturelle Befunde, wird näher eingegangen. Die Pick bodies stellen keine Reaktion der Zelle auf eine Schädigung des Axons im Mark dar, sondern entstehen als Antwort auf den Untergang der Dendriten in der Rinde. Auch Schäden an den Afferenzen und Synapsen der Neurone können zu ihrer Entstehung beitragen.

9. Die Veränderungen der Nervenzellen sind jedoch nicht einheitlich. Es gibt Zellschwellungen ohne die bekannten, verschieden geformten argentophilen Einschlüsse im Perikaryon oder Regionen mit zahlreichen argentophilen Kugeln ohne deutliche Zellschwellungen. Unter den 27 Fällen waren 8, die unter den gleichen Bedingungen einer laminären Atrophie weder argentophile Einschlüsse noch Zellschwellungen aufwiesen. Hier spielen bislang noch unbekannte Bedingungen mit. Das einzige spezifische Merkmal der Pickschen Krankheit stellt deshalb nicht die sog. Pick-Zelle, sondern die laminäre Atrophie der Rinde in systematischer Folge, charakteristischer Auswahl und Betonung dar. Beziehungen zwischen Krankheitsverläufen und Zellveränderungen lassen sich nicht aufstellen. Auch Stirn- und Schläfenlappenfälle ließen sich nach klinischen Kriterien nicht sicher trennen.

10. Neben den histologisch exakt abgrenzbaren Atrophiegrenzen ist eine gewisse Generalisierung des atrophisierenden Prozesses nicht zu verkennen. In allen Fällen geht die Atrophie der Nervenzellfortsätze der Molekularschicht und die Degeneration der Markscheiden der Tangentialfaserschicht über die eigentliche Atrophiegrenze der Rinde hinaus; Auch der Status spongiosus in der Schicht II überschreitet in 7 Fällen die laminäre Atrophie der Rinde, ebenso wie besondere Formen von Zellschwellungen, deren Genese diskutiert wird.

11. Differentialdiagnostische Schwierigkeiten können mitunter sog. „Mischfälle" oder *Kombinationen* mit anderen Erkrankungen bereiten. Der Begriff des Mischfalls sollte solchen *Überschneidungen* vorbehalten bleiben. In den meisten Fällen handelt es sich jedoch um *Überlagerungen* mit senilen Plaques und Fibrillenveränderungen. Je nach Quantität der Überlagerung werden drei Grade unterschieden, wobei der an den Prädilektionsstellen akzentuierten systematisch-laminären Atrophie der Rinde wiederum eine entscheidende diagnostische Bedeutung zukommt. Schließlich werden die echten Überschneidungen mit Alzheimerscher Krankheit, amyotropher Lateralsklerose, Chorea Huntington oder idiopathischem Parkinsonismus erwähnt, die nur selten vorkommen.

5 Summary

In cliniconeuropathological studies of Pick's disease the following characteristics are described:

1. In an analysis of approximately 50 cases, Pick's disease was nearly always found to follow the same patterns of atrophy, with precisely defined borders and accentuations. The boundaries and distribution of atrophy are described in cases of frontotemporal basal atrophy, which is by far the most frequent pattern. Within the cerebral hemisphere, the passage from the lower to the upper insula always forms the upper limit of atrophy. In typical cases, the lower limit is formed by the longitudinal axis of the gyrus parahippocampalis, whilst the praesubiculum and Ammon's horn are excepted.

2. Atrophy does not always remain within the limits of the atrophic cerebral lobes. For instance the lower insula, neighbouring the upper temporal region, is always atrophic, whilst the occipital region, neighbouring the basal cortex of the temporal lobe, is sometimes atrophic.

3. Further described are the atrophic regions, emphasising the anatomy and physiology of the limbic system. The system is not considered as a whole but is divided into several parts having different functions. The Papez circuit including the Ammon's horn is the most important central region of the limbic system. Nucleus amygdalae and stria terminalis, as point of contact between the olfactoric and the limbic system, is greatly differentiated from the original limbic circuit.

4. In addition to previous studies, in 27 cases of Pick's disease limits and centres of atrophy are analysed according to cyto-architectonic, onto- and phylogenetic criteria and weighed against the varied case histories. In several early cases, the start and the middle stages of atrophy are found in allocortical, phylogenetic old regions of the frontal and temporal lobe. The gyrus cinguli consists of allocortical and isocortical parts; atrophy diminishes in proportion to the increasing isocortical characteristic of the cortex. Favoured atrophic centres are the periamygdalaris region and the subdivisions of nucleus amygdalae.

5. In a larger series, comparison of earlier and later cases of Pick's disease permits us to describe the progress of atrophy. According thereto, the cortical atrophy begins in the allocortical regions of the frontal and tem-

poral lobe. Initially, the regions of the Papez circuit are preserved; furthermore, contrary to early involvement in the cases of Alzheimer's disease, atrophy in Pick's disease generally begins later in the special limbic structures of the Papez circuit.

6. Summarily, one is dealing with the problem of the extension of atrophy. On the one hand, there is lobar atrophy, passing over regional limits, with exactly defined centres, while on the other hand atrophy of the cortical layers, which is also symptomatic of Pick's disease. Progressive atrophy occurs in the cortical layers as well as in the whole hemisphere. The development of atrophy of the cortical layers and lobar atrophy, beginning in allocortical regions and later extending to neocortical regions, is the neuropathological correlate of the clinical symptoms. These are initially the typical symptoms of Pick's disease and, finally, an organic dementia can be noted.

7. Without knowledge of the neuropathological course, the importance of the initial symptoms is not understandable; they are clinically more readily evaluated. In the early stage of Pick's disease, the intact recent and remote memory may be related to Ammon's horn, which is generally inatact at that time. At the same phase, organic psychosyndromes are to be related to the favoured atrophic centres on the limit of the olfactoric-limbic system which is located at the basal temporal lobe. In the early stages of Pick's disease, singular emotional disturbances arise. Most authorities agree upon the importance of the corticomedial regions of the nucleus amygdalae and the stria terminalis for the regulation of hypothalamically caused emotional disturbances. It has been suggested that the loss of regions of the nucleus amygdalae as a result of atrophy creates emotional disorders. Therefore, the behavioural changes are associated with the allocortical temporobasal atrophic centres, including nucleus amygdalae, stria terminalis, and the *basolateral circuit (Livingston and Escobar, 1971).* These systems, which are always disturbed, are differentiated from the Papez circuit; therefore, it may be concluded that emotional disturbances are independent of the exactly defined limbic system.

8. The course of the disease can also be followed in the cortex, where the atrophy begins. The atrophy begins in layer I, followed by III a–III b, whilst layer II is more resistant. At the beginning of the atrophy, degeneration of the processes of the nerve cells in the upper quarter of the lamina zonalis and of the myelin sheaths in the layer of the tangential fibres can be observed. In the same early stage of atrophy, there are spongy states in the upper layers, initially in II. All nerve cells of this layer which have lost their dendrites in atrophical layer I and III a generally have Pick bodies in their perikarya. The cause of nerve cell alterations and light- and ultramicroscopical findings are discussed in some detail. Pick bodies are not to be observed in lesions of the axon in the white matter, but are found only when dendrites in the cortex are disturbed. In addition, lesions of the synapses and afferent connections may produce these changes in the nerve cells.

9. Alterations of the nerve cells have different forms. There are various
forms of swelling of the cells without the well-known argentophile bodies
as well as regions with many Pick bodies without swelling of the cells.
In 8 of the 27 cases with the same laminar atrophy of the cortex, no argentophile bodies and no swelling of the cells were found; the cause remains
unknown. The only specific sign of Pick's disease is the systematic laminar
atrophy of the cortex, with topical selection and accentuation, not the
Pick cell. There is no connection between the course of the disease and
that of the nerve cell alterations. Using clinical criteria, we are not able to
differentiate between cases of frontal und temporal atrophy.

10. A generalisation of the atrophy, beyond the exact histological limits,
can also be observed. In all cases, the degeneration of the myelin sheaths,
dendrites and fibres of the superficial layer of the lamina zonalis affects
a larger part of the cortex than the cytoarchitectonically defined atrophy,
as also, in 7 cases, the spongy state in layer II, where special forms of
swelling of cells occurred. Their cause is discussed.

11. Difficulties in differential diagnosis are encountered when Pick's disease
occurs in association with other disorders. The concept of "combined
cases" should be reserved for combinations with other diseases. However,
in most of the cases there are overlying senile plaques and neurofibrillary
tangles; according to their quantity, three degrees can be distinguished.
The systematic laminar atrophy of the cortex in the favoured atrophic
centres is of decisive diagnostic importance. Finally, the actual combinations with Alzheimer's disease, rare amyotrophic lateral sclerosis, Huntington's chorea and idiopathic Parkinsonism are discussed.

Literaturverzeichnis

Adams CWM (1965) Neurohistochemistry. Elsevier, Amsterdam London New York

Akert K (1959) Die Physiologie und Pathophysiologie des Hypothalamus. In: Schaltenbrand G, Bailey P (Hrsg) Einführung in die stereotaktischen Operationen mit einem Atlas des menschlichen Gehirns, Bd. I. Thieme, Stuttgart, S 152–229

Alajouanine Th, Albe-Fessard D (1955) Les grandes activités du lobe temporal, VI. Masson, Paris

Alzheimer A (1911) Über eigenartige Krankheitsfälle des späteren Alters. Z. Gesamte Neurol Psychiatr 4: 356–385

Andy OJ, Stephan H (1968) The septum in the human brain. J Comp Neurol 133: 383–410

Andy OJ, Stephan H (1974) Comparative primate neuroanatomy of structures relating to aggressive behaviour. In: Holloway RL (ed) Primate aggression, ferritoriality, and xenophobia. A comparative perspective. Academic Press, New York London, pp 305–330

Bagh K von (1946) Klinische und pathologisch-anatomische Studien an 30 Fällen von umschriebener Atrophie der Großhirnrinde (Picksche Krankheit). Ann Acad Sci Fenn [Med] 10: 1–132

Bailey P, Bonin G von (1951) The isocortex of man. Univ. Illinois Press, Urbana

Balajthy B (1964) Symptomatology of the temporal lobe in Pick's convolutional atrophy. Acta Med Acad Sci Hung 20/3: 301–316

Becker H (1952) Zur Faseranatomie des Stamm- und Riechhirns aufgrund von Experimenten an jugendlichen Tieren. Dtsch Z Nervenheilkd 168: 345–383

Becker PE (1948) Genetische und klinische Fragen bei Pickscher Krankheit. Nervenarzt 8: 355

Bergener M (1974) Zur Klinik und Differentialdiagnostik praeseniler Demenzen. Aktuel Gerontol 4: 333–344

Bergh R van den (1973) Phylogenese und Anatomie des Lobus limbicus. In: Heppner F (Hrsg) Limbisches System und Epilepsie. Huber, Bern Stuttgart Wien, S 27–51

Berlin L (1949) Presenile sclerosis (Alzheimer's disease) with features resembling Pick's disease. Arch Neurol 61: 348–401

Bertrán D, Balmes PY (1955) Sindrome de Pick-Alzheimer, observaciones clinicas. An Med Cir (Barcelona) 41/4: 339; Ref Z Gesamte Neurol Psychiatr 138: 343 (1957)

Binns JK, Robertson EE (1962) Pick's disease in old man. J Ment Sci 108: 804–810

Bonfiglio F (1935) Circa la diagnosi della malattia di Pick. Boll Accad Med Roma 61: 103; Ref Zentralbl Neurochir 79: 669 (1936)

Braunmühl A von (1930) Picksche Krankheit. In: Bumke O (Hrsg) Handbuch der Geisteskrankheiten, Bd XI/Teil 7. Springer, Berlin, S 673–715

Braunmühl A von (1932) Picksche Krankheit und amyotrophe Lateralsklerose. Allg Z Psychiatr 96: 364

Braunmühl A von (1957) Alterserkrankungen des Zentralnervensystems. Senile Involution. Senile Demenz. Alzheimersche Krankheit. In: Scholz W (Hrsg) Nervensystem. Springer, Berlin Göttingen Heidelberg (Handbuch der speziellen pathologischen Anatomie und Histologie, Bd XIII/1A, S 337–539)

Braunmühl A von, Leonhard K (1934) Über ein Schwesternpaar mit Pickscher Krankheit. Z Neurol 150: 209
Brion S (1971) Etude ultrastructurale de la maladie de Pick. A propos de trois cas. Rev Neurol (Paris) 125: 273–286
Brion S, Mikol J (1970) Etude ultrastructurale de la maladie de Pick. In: VIe Congres Int Neuropathol. Masson, Paris, pp 1053–1054
Brockhaus H (1940) Die Cyto- und Myeloarchitektonik des Cortex claustralis und des Claustrums beim Menschen. J Psychol Neurol (Leipz) 49: 249
Brun A, Gustafson L (1976) Distribution of cerebral degeneration in Alzheimer's disease. Arch Psychiatr Nervenkr 223: 15–33
Cajal S Ramon y (1935) Histologie du système nerveux de l'homme et des vertébrés, tome II. Instituto Ramon y Cajal, Madrid, pp 528–583
Ciompi L (1966) Geronto-psychiatrische Literatur der Nachkriegszeit. Fortschr Neurol Psychiatr 34: 49–159
Constantinidis I, Richard I, Tissot R (1974) Pick's disease. Eur Neurol 11: 208–217
Corsellis JAN (1970) The limbic areas in Alzheimer's disease and in other conditions associated with dementia. In: Wolstenhome GE, O'Connor M (eds) A Ciba Foundation Symposium. Churchill, London, pp 37–50
Corsellis JAN (1976) The cerebral substrate of emotion and emotional expression. In: Blackwood W, Corsellis JAN (eds) Greenfield's neuropathology, 3rd edn. Arnold, London, pp 907–910
Delay J, Brion S (1962) Les démences tardives. Masson, Paris
Delay J, Brion S, Garcia Badaracco J (1955) Le diagnostic différentiel des maladies de Pick et d'Alzheimer. Encephale 44: 454–499
Delay J, Brion S, Escourolle R (1957) L'opposition anatomo-clinique des maladies de Pick et d'Alzheimer. Presse Med 65: 1495–1497
Domesick VB (1969) Projection from the cingulate cortex in the rat. Brain Res 12: 296–320
Egger MD, Flynn DB (1963) Effects of electrical stimulation of the amygdala on a hypothalamically elicited attack behavior on cats. J Neurophysiol 26: 705–720
Eiden HF, Lechner H (1950) Über psychotische Zustandsbilder bei der Pickschen und Alzheimerschen Krankheit. Arch Psychiatr Nervenkr 184: 393
Escourolle R (1956) La maladie de Pick. Etude d'ensemble et synthèse anatomo-clinique. Thèse, Paris
Ferraro A, Jervis GA (1936) Pick's disease. Clinicopathologic study with report of two cases. Arch Neurol 36: 676–739
Friedrich G (1941) Die cerebralen Systemerkrankungen. Fortschr Neurol Psychiat 13: 413–435
Gastaut H, Lammers HI (1961) Anatomie du rhinencéphale. In: Alajouanine Th (éd) Anatomie du rhinencéphale. Masson, Paris (Les grandes activités du rhinencéphale, vol I, pp 4–141)
Gastaut H, Naquet R, Roger A (1952) Etude des postdécharges électriques provoquées par stimulation du complexe nucléaire amygdalien chez le rat. Rev Neurol (Paris) 87: 224–231
Glees P, Griffith HB (1952) Bilateral destruction of the hippocampus (cornu ammonis) in a case of dementia. Monatsschr Psychiatr Neurol 123: 193
Gloor P (1960) Amygdala. In: Field J, Magoun HW, Victor EH (eds) Neurophysiology. American Physiological Society, Washington, D.C. (Handbook of physiology, vol II, sect 1, chap LVIII, pp 1395–1420)
Goldstein K, Katz S (1937) The psychopathology of Pick's disease. Arch Neurol 38: 473–490
Green JD (1960) The hippocampus. In: Field J, Magoun HW, Victor EH (eds) Neurophysiology. American Physiological Society, Washington, D.C. (Handbook of physiology, vol II, sect 1, chap LVI, pp 1373–1389)
Green JD (1963) Das Rhinencephalon. Endeavour 23: 80–84
Green JD (1964) The hippocampus. Physiol Rev 44: 561–608

Grünthal E (1930) Über ein Brüderpaar mit Pickscher Krankheit. Eine vergleichende Untersuchung, zugleich ein Beitrag zur Kenntnis der Verursachung und des Verlaufs der Erkrankung. Z. Gesamte Neurol Psychiatr 129:350–375
Grünthal E (1947) Über das klinische Bild nach umschriebenem beiderseitigem Ausfall der Ammonshornrinde. Ein Beitrag zur Kenntnis der Funktion des Ammonshorns. Monatsschr Psychiatr Neurol 113: 1–16
Hallervorden J (1930) Die extrapyramidalen Erkrankungen. In: Bumke O (Hrsg) Handbuch der Geisteskrankheiten, Bd XI/7. Springer, Berlin, S 1063–1107
Hallervorden J (1957) Huntingtonsche Chorea. In: Scholz W (Hrsg) Nervensystem. Springer, Berlin Göttingen Heidelberg (Handbuch der speziellen pathologischen Anatomie und Histologie, Bd. XIII/1A, S 793–822)
Hassler R (1959) Anatomie des Thalamus. In: Schaltenbrand G, Bailey P (Hrsg) Einführung in die stereotaktischen Operationen mit einem Atlas des menschlichen Gehirns, Bd. I. Thieme, Stuttgart, S 230–290
Hassler R (1964a) Zur funktionellen Anatomie des limbischen Systems. Nervenarzt 35: 386–396
Hassler R (1964b) Limbische und diencephale Systeme der Affektivität und Psychomotorik. In: Hoff H, Tschabitscher H, Kryspin-Exner K (Hrsg) Muskel und Psyche. Symposium Wien 1963. Karger, Basel New York, S 3–33
Hassler R (1967) Funktionelle Neuroanatomie und Psychiatrie. Das limbische System. In: Gruhle HW, Jung R, Mayer-Gross W, Müller M (Hrsg) Grundlagenforschung zur Psychiatrie. Springer, Berlin Heidelberg New York (Psychiatrie der Gegenwart, Bd I/1A, S 222–243)
Hassler R, Riechert T (1957) Über einen Fall von doppelseitiger Fornicotomie bei sogenannter temporaler Epilepsie. Acta Neurochir (Wien) 5: 330–340
Heß WR (1928) Stammganglien-Reizversuche. Ber Ges Physiol 42: 554
Heß WR, Brügger M (1943) Das subcorticale Zentrum der affektiven Abwehrreaktion. Helv Physiol Pharmacol Acta 1: 33–52
Heß WR, Brügger M, Bucher V (1945) Zur Physiologie von Hypothalamus, Area praeoptica und Septum, sowie angrenzender Balken- und Stirnbereiche. Monatsschr Psychiatr Neurol 111: 17–59
Hirano A (1965) Pathology of amyotrophic lateral sklerosis. In: Gajdusek DC, Gibbs CJ, Alpers M (eds) Slow, latent and temperate virus infections. NINDB Monograph No 2, NIH, pp 23–37
Hirano A, Dembitzer HH, Kurland LT, Zimmermann HM (1968) The fine structure of some intraganglionic alterations. Neurofibrillary tangles, granuvacuolar bodies and "rodlike" structures as seen in Guam amyotrophic lateral sclerosis and parkinsonism-dementia complex. J Neuropathol Exp Neurol 27: 127–182
Hooper MW, Vogel FS (1976) The limbic system in Alzheimer's disease. Am J Pathol 85: 1–13
Horst L van der (1964) Affektausbrüche bei Schädigung im limbischen System. Nervenarzt 35: 176–177
Hunsperger RW (1956) Affektreaktionen auf elektrische Reizung im Hirnstamm der Katze. Helv Physiol Pharmacol Acta 14: 70–92
Isaacson RL (1974) The limbic system. Plenum Press, New York London
Jacob H (1957) Sekundäre, retrograde und transsynaptische Degeneration. In: Scholz W (Hrsg) Nervensystem. Springer, Berlin Göttingen Heidelberg (Handbuch der speziellen pathologischen Anatomie und Histologie, Bd XIII/1A, S. 266–336)
Jacob H (1969) Psychiatrische Aspekte der Alterns- und Aufbrauchkrankheiten des Gehirns. Verh Dtsch Ges Pathol 52: 21–32
Jacob H (1976) Neurobiologie der Lebensalter. Fortschr Neurol Psychiatr 44: 617–633
Jakob H (1960) Zur pathologischen Anatomie der Pickschen Krankheit. I. Vergleichende Untersuchungen über Ausdehnung und Schwerpunkte der Atrophie. Arch Psychiatr Nervenkr 201: 269–297

102

Jakob H (1961) Zur pathologischen Anatomie der Pickschen Krankheit. II. Die feineren histologischen Veränderungen und die Frage der Lokalisation des Prozeßbeginns am Neuron. Arch Psychiatr Nervenkr 202: 540–568

Jakob H (1969) Klinisch-anatomische Aspekte bei „reinen" Schläfenlappenfällen Pickscher Krankheit und der basale Neocortex. Dtsch Z Nervenheilkd 196: 20–39

Jamada M, Mehraein P (1968) Verteilungsmuster der senilen Veränderungen im Gehirn. Die Beteiligung des limbischen Systems bei hirnatrophischen Prozessen des Seniums und bei M. Alzheimer. Arch Psychiatr Nervenkr 211: 308–324

Jasper H, Gloor P, Milner B (1956) Higher functions of the nervous system. Ann Rev Physiol 18: 359

Jellinger K (1975) Morphologische Grundlagen des organischen Psychosyndroms. Wien Klin Wochenschr 87: 229–234

Jervis GA (1956) The presenile dementias. In: Kaplan OJ (ed) Mental disorders in later life. Pick's disease. University Press, Stanford, pp 271–277

Jones EG, Powell TPS (1970a) Electron microscopy of the somatic sensory cortex of the cat. II. The fine structure of layers I and II. Philos Trans R Soc Lond [Biol] 257: 13–21

Jones EG, Powell TPS (1970b) An electron microscopic study of the laminar pattern and mode of termination of afferent fibre pathways in the somatic sensory cortex of the cat. Philos Trans R Soc Lond [Biol] 257: 45–62

Jürgens U (1976a) Reinforcing concomitants of electrically elicited vocalizations. Exp Brain Res 26: 203–214

Jürgens U (1976b) Projections from the cortical larynx area in the squirrel monkey. Exp Brain Res 25: 401–411

Jürgens U, Müller-Preuss P (1977) Convergent projections of different limbic vocalization areas in the squirrel monkey. Exp Brain Res 29: 75–83

Jürgens U, Ploog D (1976) Zur Evolution der Stimme. Arch Psychiatr Nervenkr 222: 117–137

Jung R (1967) Neurphysiologie und Psychiatrie. Neurophysiologie der Affekte und Triebe. In: Gruhle HW, Jung R, Mayer-Gross W, Müller M (Hrsg) Grundlagenforschung zur Psychiatrie. Springer, Berlin Heidelberg New York (Psychiatrie der Gegenwart, Bd I/1A, S 554–611)

Kaada BR (1960) Cingulate, posterior orbital, anterior insular and temporalpole cortex. In: Field J, Magoun HW, Victor EH (eds) Neurophysiology. American Physiological Society, Washington, D.C. (Handbook of physiology, sect 1, vol II, chap LV, pp 1345–1372)

Kaada BR (1972) Stimulation and regional ablation of the amygdaloid complex with reference to functional representations. In: Eleftherion BE (ed) The neurobiology of the amygdala. Plenum Press, New York London, pp 205–281

Kahle W (1969) Die Entwicklung der menschlichen Großhirnhemisphäre. Schriftenr Neurol 1: 1–116

Klages W (1954) Zur Psychopathologie der Pickschen und Alzheimerschen Krankheit. Arch Psychiatr Nervenkr 191: 508–522

Korbsch H (1933) Picksche und Huntingtonsche Krankheit bei Geschwistern. Arch Psychiatr Nervenkr 100: 326–349

Kosaka K, Oyanagi S, Matsushita M, Kori A (1976) Presenile dementia with Alzheimer-, Pick- and Lewy-body changes. Acta Neuropathol (Berl) 36: 221–233

Lauter H (1968) Zur Klinik und Psychopathologie der Alzheimerschen Krankheit. Psychiatr Clin (Basel) 1: 85–108

Livingston KE, Escobar A (1971) Anatomical bias of the limbic system concept. Arch Neurol 24: 17–21

Lorente de Nó R (1949) Cerebral cortex. Architecture, intracortical connections, major projections. In: Fulton IF (ed) Physiology of the nervous system, 3rd edn. Oxford University Press, New York, pp 274–301

Löwenberg K (1936) Pick's disease. A clinico-pathologic contribution. Arch Neurol 36: 768

Löwenberg K, Boyd D, Salon S (1939) Occurrence of Pick's disease in early adult years. Arch Neurol Psychiatr (Chicago) 41: 1004

Lüers Th (1947) Über den Verfall der Sprache bei der Pickschen Krankheit. Arch Psychiatr Nervenkr 179: 94–131

Lüers Th (1950) Über fronto-thalamische Syndrome bei der Pickschen Krankheit. Dtsch Z Nervenheilkd 164: 179–198

Lüers Th, Spatz H (1957) Picksche Krankheit. In: Scholz W (Hrsg) Nervensystem. Springer, Berlin Göttingen Heidelberg (Handbuch der speziellen pathologischen Anatomie und Histologie, Bd XIII/1A, S 614–715)

Mac Lean PD (1949) Psychosomatic disease and the "visceral brain", recent developments bearing on the Papez theory of emotion. Psychosom Med 11: 338

Mac Lean PD (1958) The limbic system with respect to self-preservation and the preservation of the species. J Nerv Ment Dis 127: 1

Mac Lean PD (1961) Le système limbique du point de vue de la self-protection et de la conservation de l'espèce. In: Alajouanine Th (ed) Physiologie et pathologie du rhinencéphale. Masson, Paris (Les grandes activités du rhinencéphale, vol II, pp 111–126)

Mac Lean PD (1973) The limbic galaxy. In: Heppner F (Hrsg) Limbisches System und Epilepsie. Huber, Bern Stuttgart Wien, S. 52–61

Malamud W, Boyd J (1940) Pick's disease with atrophy of the temporal lobes. Arch Neurol 43: 210

Mallison R (1947) Zur Klinik der Pickschen Atrophie. Nervenarzt 18: 247–256

Mansvelt J van (1954) Pick's disease. Dissertation, Utrecht

Mehraein P, Jamada M (1967) Anmestisches Syndrom bei einem Fall mit isolierter cerebraler Besnier-Boeck-Schaumannscher Erkrankung. Arch Psychiatr Nervenkr 210: 89–96

Mehraein P, Rothemund E (1976) Neuromorphologische Grundlagen des amnestischen Syndroms. Arch Psychiatr Nervenkr 222: 153–176

Minauf M, Jellinger K (1969) Kombination von Amyotrophischer Lateralsklerose mit Pickscher Krankheit. Arch Psychiatr Nervenkr 212: 279–288

Minauf M, Jellinger K (1970) Psychiatrische Symptomatik bei umschriebener einseitiger Schläfenlappenläsion. Nervenarzt 41: 32–36

Molina FA De, Hunsperger RW (1959) Central representation of affective reactions in forebrain and brainstem: electrical stimulation of amygdala, stria terminalis, and adjacent structures. J Physiol (Lond) 145: 251–265

Moyano BA (1932) Praesenile Demenzformen. I. Alzheimersche Krankheit, II. Picksche Atrophie. Arch Argent Neurol 7: 405–418

Moyano B (1951) Aspectos clínicos de la atrofía de Pick (atrofía circumscripta del cerebro) sobre la desintegración de las funciones del lenguaje. Neuropsiquiatría 2: 8–35

Müller-Preuss P, Jürgens U (1976) Projections from the "cingular" vocalization area in the squirrel monkey. Brain Res 103: 29–43

Olsmos JS De, Ingram WR (1972) The projection field of the stria terminalis in rat brain. J Comp Neurol 146: 303–333

Papez JW (1937) A proposed mechanism of emotion. Arch Neurol Psychiatr (Chicago) 38: 725–743

Penfield W, Rasmussen Th (1952) The cerebral cortex of man. A clinical study of localisation of function. Macmillan, New York

Pilleri G (1961) Orale Einstellung nach Art des Klüver-Bucy-Syndroms bei hirnatrophischen Prozessen. Schweiz Arch Neurol Neurochirur Psychiatr 87: 286–298

Pilleri G (1966) The Klüver-Bucy syndrome in man. A clinico-anatomical contribution to the function of the medial temporal lobe structures. Psychiatr Neurol (Basel) 152: 65–103

Pilleri G (1967) Bilateraler Ausfall des Gyrus hippocampi und des temporalen Neocortex ohne Klüver-Bucy-Syndrom. Psychiatr Neurol (Basel) 153: 53–63

104

Ploog D (1964a) Vom limbischen System gesteuertes Verhalten. Nervenarzt 35: 166–174
Ploog D (1964b) Verhaltensforschung und Psychiatrie. Gehirnorganisation und triebhaftes Verhalten. Das limbische System. In: Gruhle HW, Jung R, Mayer-Gross W, Müller M (Hrsg) Grundlagenforschung zur Psychiatrie. Springer, Berlin Göttingen Heidelberg (Psychiatrie der Gegenwart, Bd I/1B, S 378–394)
Poeck K (1964) Die klinische Bedeutung des limbischen Systems. Nervenarzt 35:152–161
Polstorff F (1940) Beitrag zur umschriebenen Rindenatrophie (Picksche Krankheit). Arch Psychiatr Nervenkr 112: 221
Poppe W, Tennstedt A (1963) Klinische und pathologisch-anatomische Untersuchungen über Kombinationsformen praeseniler Hirnatrophien (Pick, Alzheimer) mit spinalen atrophisierenden Prozessen. Psychiatr Neurol (Basel) 145: 322–344
Poppe W, Tennstedt A (1964) Die Verbindung der Pickschen Atrophie mit Hirnnervenkernveränderungen und Pyramidenbahnsymptomatik. Acta Neuropathol (Berl) 4: 169–174
Poppe W, Tennstedt A (1969) Studie über hirnatrophische Prozesse unter besonderer Berücksichtigung des Morbus Pick und des Morbus Alzheimer. Samml Zwangl Abh Geb Psychiatr Neurol 36: 31–78
Pribram KH (1971) Languages of the brain. Experimental paradoxes and principles in neuropsychology. Prentice-Hall, Englewood Cliffs, N.J.
Pribram KH, Bagshaw M (1953) Further analysis of the temporal lobe syndrome utilizing fronto-temporal ablations. J Comp Neurol 99: 347–375
Pribram KH, Kruger L (1954) Functions of the "olfactory brain". Ann N Y Acad Sci 58: 109–138
Pribram KH, Lennox MA, Dunsmore RH (1950) Some connections of the orbito-fronto-temporal, limbic and hippocampal areas of Macaca mulatta. J Neurophysiol 13: 127–135
Rabinowicz Th (1964) The cerebral cortex of the premature infant of the 8th month. Brain Res 4: 39–92
Redlich FC, Freedman DX (1966) The theory and practice of psychiatry. Basic Books, New York London
Reeth PC van, Perier O, Coers C, Bogaert L van (1961) Démence de Pick associée à une sclérose latérale amyotrophique (étude anatomo-clinique). Acta Neurol Belg 61: 309–325
Reich F (1927) Zur Pathogenese der circumscripten respektive systemartigen Hirnatrophie. Z Gesamte Neurol Psychiatr 108: 803–812
Rewcastle NB, Ball MJ (1968) Electron microscopic structure of the "inclusion bodies" in Pick's disease. Neurology (Minneap) 18: 1205–1213
Rose M (1928) Gyrus limbicus anterior und Regio retrosplenialis (Cortex holoprotoptychos quinquestratificatus). Vergleichende Architektonik bei Tier und Mensch. J Psychol Neurol (Leipz) 35: 65–173
Rose M (1935) Cytoarchitektonik und Myeloarchitektonik der Großhirnrinde. In: Bumke O, Förster O (Hrsg) Anatomie. Springer, Berlin (Handbuch der Neurologie, Bd I, S 588–778)
Sanides W (1962) Die Architektonik des menschlichen Stirnhirns. Die Stirnhirnrinde. Monogr Gesamtgeb Psychiatr (Berlin) 98: 65–176
Schenk V (1939) Lobair-atrophie de Pick. J Belge Neurol 39: 581
Schiffer D (1955) Contribution à l'histopathologie de la maladie de Pick. J Hirnforsch 1: 497
Schneider C (1927) Über Picksche Krankheit. Monatsschr Psychiatr Neurol 65: 230
Schneider C (1929) Weitere Beiträge zur Lehre von der Pickschen Krankheit. Z Neurol 120: 340
Schneider RC, Crosby EC, Kahn EA (1963) Certain afferent cortical connections of the rhinencephalon. Prog Brain Res 3: 191–217
Schochet SS Jr, Lampert PW, Lindenberg R (1968) Fine structure of the Pick and Hirano bodies in a case of Pick's disease. Acta Neuropathol (Berl) 11: 330–337

Scholz W (1957a) Krankheitsprozeß und anatomisches Symptom. In: Scholz W (Hrsg) Nervensystem. Springer, Berlin Göttingen Heidelberg (Handbuch der speziellen pathologischen Anatomie und Histologie, Bd XIII/1A, S 1—26
Scholz W (1957b) Degenerationsprozesse und ihre Ausbreitung im Nervensystem. In: Scholz W (Hrsg) Nervensystem. Springer, Berlin Göttingen Heidelberg (Handbuch der speziellen pathologischen Anatomie und Histologie, Bd XIII/1A, S 28—40)
Scholz W (1957c) Für die allgemeine Histopathologie degenerativer Prozesse bedeutsame morphologische, histochemische und strukturphysiologische Daten. In: Scholz W (Hrsg) Nervensystem. Springer, Berlin Göttingen Heidelberg (Handbuch der speziellen pathologischen Anatomie und Histologie, Bd XIII/1A, S 42—238)
Segundo IP, Naquet R, Arana R (1955) Subcortical connections from temporal cortex of monkey. Arch Neurol Psychiatr (Chicago) 73: 5515—5524
Seitelberger F (1969a) General neuropathology of degenerative processes of the nervous system. In: Ehrenpreis S, Solnitzky OC (eds) Neurosciences research, vol 2. Academic Press, New York, pp 253—298
Seitelberger F (1969b) Allgemeine Neuropathologie der Alterns- und Aufbrauchkrankheiten des Gehirns. In: Seifert G (Hrsg) Alterns- und Aufbrauchkrankheiten des Gehirns. Fischer, Stuttgart, S 32—64
Seitelberger F, Jellinger K (1958) Umschriebene Großhirnatrophie bei Alzheimerscher Krankheit. Dtsch Z Nervenheilk 178: 365—379
Sjögren H (1951) Alzheimer's disease — Pick's disease. A clinical analysis of 72 cases. Acta Psychiatr Scand [Suppl] 74
Sjögren T, Sjögren H, Lindgren AGH (1952) Morbus Alzheimer and Morbus Pick. Acta Psychiatr Scand [Suppl] 82: 10—152
Smith WK (1945) The functional significance of the rostral cingular cortex as revealed by its responses to electrical excitation. J Neurophysiol 8: 241—255
Sourander H, Sjögren H (1970) The concept of Alzheimer's disease and its clinical implications. In: Wolstenhome GEW, O'Connor ME (eds) Alzheimer's disease and related conditions. A Ciba Foundation Symposium. Churchill, London, pp 11—32
Spatz H (1936) Grundriß der pathologischen Anatomie der Geisteskrankheiten. In: Bumke O (Hrsg) Lehrbuch der Geisteskrankheiten, 4. Aufl. Bergmann, München, S 438—444
Spatz H (1949) Über Gegensätzlichkeiten in der Entwicklung von Zwischenhirn und „basaler Rinde". Allg Z Psychiatr 125: 166—177
Spatz H (1952) La maladie de Pick, les atrophies systematisées progressives et la senescence cérébrale prematurée localisée. In: Atti 1. Congr internaz di Istopathologia del Sistema Nervoso, vol 2, pp 375—406, 407—470 (Diskussion). Ref Zentralbl Neurochir 133: 229 (1954)
Spatz H (1962) Über Anatomie, Entwicklung und Pathologie des „basalen Neocortex". In: Livre jubilaire du Dr. L. v. Bogaert. Acta Medica Belgica, pp 76—779
Spatz H (1962—1964) Der basale Neocortex und seine Bedeutung für den Menschen. Ber Phys-Med Ges Würzburg (N F) 71: 7—17
Spatz H (1965) Vergangenheit und Zukunft des Menschenhirns. In: Jahrbuch 1964 der Akademie der Wissenschaften und Literatur. Steiner, Wiesbaden, S 228—242
Spielmeyer W (1930) Die anatomische Krankheitsforschung in der Psychiatrie. In: Bumke O (Hrsg) Handbuch der Geisteskrankheiten, Bd XI/7. Springer, Berlin, S 1—39
Spielmeyer W (1934) Zum Problem der Systemerkrankungen. Jahrb Psychiatr Neurol 51: 256—266
Stephan H (1963) Vergleichend-anatomische Untersuchungen am Uncus bei Insektivoren und Primaten. Prog Brain Res 3: 111—121
Stephan H (1964) Die corticalen Anteile des limbischen Systems. Nervenarzt 35: 396—401
Stephan H (1966) Größenänderungen im olfactorischen und limbischen System während der phylogenetischen Entwicklung der Primaten. In: Hassler R, Stephan H (eds) Evolution of the forebrain. Thieme, Stuttgart, S. 377—388

Stephan H (1975) Allocortex. In: Bargmann W (Hrsg) Nervensystem. Springer, Berlin Heidelberg New York (Handbuch der mikroskopischen Anatomie des Menschen, Bd IV/9, Ergänzung zu Bd IV/1)
Stephan H, Spatz H (1962) Vergleichend-anatomische Untersuchungen an Insektivoren-gehirnen. IV. Gehirne afrikanischer Insektivoren. Versuch einer Zuordnung von Hirnbau und Lebensweise. Morphol Jahrb 103/1: 108–174
Stertz G (1926) Über die Picksche Atrophie. Z Gesamte Neurol Psychiatr 101: 729–747
Terry RD (1971) Neuronal fibrous protein in human pathology. J Neuropathol Exp Neurol 30: 8–19
Tissot R, Constantinidis J, Richard J (1975) La maladie de Pick. Masson, Paris
Tönnis W, Schürmann K (1949) Vorübergehende depressive Verstimmungszustände bei Schläfenlappengeschwülsten. Allg Z Psychiatr 25: 239–246
Tomonaga M (1974) Ultrastructure of Hirano bodies. Acta Neuropathol (Berl) 28: 365–366
Torack RM (1978) The pathologic physiology of dementia: Monogr Gesamtgeb Psychiatr (Berlin) 20: 1–155
Towfighi J (1972) Early Pick's disease. Acta Neuropathol (Berl) 21: 224–231
Ule G (1951) Korsakow-Psychose nach doppelseitiger Ammonshornzerstörung mit transneuronaler Degeneration der Corpora mamillaria. Dtsch Z Nervenheilk 165: 446–456
Ule G (1954) Über das Ammonshorn. Fortschr Neurol Psychiatr 22: 510–530
Valverde F (1963) Amygdaloid projection field. Prog Brain Res 3: 20–30
Vigouroux R, Naquet R (1961) Essai d'interprétation de la physiologie du rhinencé-phale. In: Alajouanine Th (éd) Physiologie et pathologie du rinencéphale. Masson, Paris (Les grandes activités du rhinencéphale, vol II, pp 245–262)
Vogt O (1910) Die myeloarchitektonische Felderung des menschlichen Stirnhirns. J Psychol Neurol (Leipz) 15: 221
Vogt O (1912) Die Myeloarchitektonik des Isocortex parietalis. J Psychol Neurol (Leipz) 18: 379
Vogt M (1928) Die Picksche Krankheit als Beispiel für die eunomische Form der Schichtenpathoklise. J Psychol Neurol (Leipz) 56: 124
Williams HW (1935) The peculiar cells of Pick disease. Arch Neurol Psychiatr (Chicago) 34: 508
Wisniewsky HM, Coblentz JM, Terry RD (1972) Pick's disease. A clinical and ultra-structural study. Arch Neurol 26: 97–108
Yakovlev PI (1970) The structural and functional "trinity" of the body, brain and behaviour. In: Wycis HT (ed) Topical problems in psychiatry and neurology. Karger, Basel New York (Current research in neurosciences, vol 10, pp 197–208)
Zbrozyna AW (1963) The anatomical basis of the patterns of autonomic and behavioural response effected via the amygdala. Prog Brain Res 3: 50–70

Sachverzeichnis

Kursiv gesetzte Seitenzahlen beziehen sich auf Abbildungen

Monographien aus dem Gesamtgebiete der Psychiatrie Psychiatry Series

Herausgeber: H. Hippius, W. Janzarick, C. Müller

Eine Auswahl

13. Band: L. Süllwold
Symptome schizophrener Erkrankungen

Uncharakteristische Basisstörungen.
1977. 15 Tabellen. VIII, 112 Seiten
ISBN 3-540-08203-4

14. Band:
The Apallic Syndrome

Editors: G. Dalle Ore, F. Gerstenbrand,
C. H. Lücking, G. Peters, U. H. Peters. With
the editorial assistance of E. Rothemund
1977. 67 figures, 17 tables. XV, 259 pages
(5 pages in German)
ISBN 3-540-08301-4

15. Band: O. Benkert
Sexuelle Impotenz

Neuroendokrinologische und pharmako-
therapeutische Untersuchungen. 1977.
33 Abbildungen, 20 Tabellen.
VIII, 139 Seiten
ISBN 3-540-08427-4

16. Band: R. Avenarius
Der Größenwahn

Erscheinungsbilder und Entstehungs-
weise. 1978. VI, 98 Seiten
ISBN 3-540-08547-5

17. Band:
Psychiatrische Epidemiologie

Geschichte, Einführung und ausgewählte
Forschungsergebnisse
Herausgeber: H. Häfner
Mit Beiträgen zahlreicher Fachwissen-
schaftler. 1978. 20 Abbildungen, 91 Tabel-
len. XII, 252 Seiten
ISBN 3-540-08629-3

18. Band:
Transmethylations and the Central Nervous System

Editors: V. M. Andreoli, A. Agnoli,
C. Fazio. 1978. 45 figures, 44 tables.
VI, 185 pages
ISBN 3-540-08693-5

19. Band:
Psychiatrische Therapie-Forschung

Ethische und juristische Probleme
Herausgeber: H. Helmchen, B. Müller-
Oerlinghausen
Mit Beiträgen zahlreicher Fachwissen-
schaftler. 1978. XII, 180 Seiten
ISBN 3-540-08732-X

20. Band: R. M. Torack
The Pathologic Physiology of Dementia

With Indications for Diagnosis and Treat-
ment. 1978. 11 figures, 24 tables.
VIII, 155 pages
ISBN 3-540-08904-7

21. Band: G. Huber, G. Gross,
R. Schüttler
Schizophrenie

Verlaufs- und sozialpsychiatrische Lang-
zeituntersuchungen an den 1945-1959 in
Bonn hospitalisierten schizophrenen
Kranken. 1979. 2 Abbildungen, 112 Tabel-
len. XIII, 399 Seiten
ISBN 3-540-09014-2

22. Band: G. Guntern
Social Change, Stress, and Mental Health in the Pearl of the Alps

A Systematic Study of a Village Process
1979. 45 figures, 29 tables. Approx.
340 pages
ISBN 3-540-09631-0

Springer-Verlag
Berlin Heidelberg New York

Schriftenreihe Neurologie
Neurology Series

Herausgeber: H. J. Bauer, G. Baumgartner, A. N. Davison, H. Gänshirt, P. Vogel

Die Bezieher des Archiv für Psychiatrie und Nervenkrankheiten, der Zeitschrift für Neurologie/Journal of Neurology and des Zentralblatt für die gesamte Neurologie und Psychiatrie erhalten die Schriftenreihe zu einem um 10% ermäßigten Vorzugspreis.

Eine Auswahl

Band 14: E. Sluga
Polyneuropathien
Typen und Differenzierung. Ergebnisse bioptischer Untersuchungen. 1974.
ISBN 3-540-06945-3

Band 15: H. F. Herrschaft
Die regionale Gehirndurchblutung
Meßmethoden, Regulation, Veränderungen bei den cerebralen Durchblutungsstörungen und pharmakologische Beeinflußbarkeit. 1975.
ISBN 3-540-07363-9

Band 16: R. Heene
Experimental Myopathies and Muscular Dystrophy
Studies in the Formal Pathogenesis of the Myopathy of 2,4 Dichlorophenoxyacetate. 1975
ISBN 3-540-07376-0

Band 17: T. Tsuboi, W. Christian
Epilepsy
A Clinical, Electroencephalographic and Statistical Study of 466 patients. 1976
ISBN 3-540-07735-9

Band 18: E. Esslen
The Acute Facial Palsies
Investigations on the Localization and Pathogenesis of Meato-Labyrinthine Facial Palsies. With a Foreword by U. Fisch. 1977
ISBN 3-540-08018-X

Band 19: J. Jörg
Die elektrosensible Diagnostik in der Neurologie
Mit einem Geleitwort von E. Bay. 1977
ISBN 3-540-08236-0

Band 20: S. Poser
Multiple Sclerosis
An Analysis of 812 Cases by Means of Electronic Data Processing. 1978
ISBN 3-540-08644-7

Band 21: M. Oehmichen
Mononuclear Phagocytes in the Central Nervous System
Origin, Mode of Distribution, and Function of Progressive Microglia, Parivascular Cells of Intracerebral Vessels, Free Subarachnoidal Cells, and Epiplexus Cells. Translated from the German by M. M. Clarkson. 1978
ISBN 3-540-08958-6

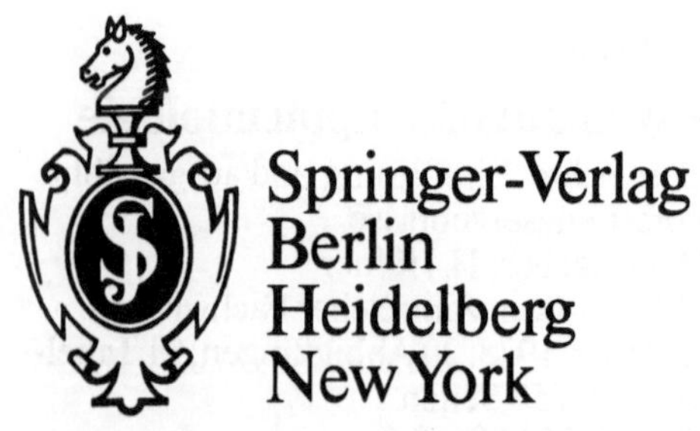

Springer-Verlag
Berlin
Heidelberg
New York